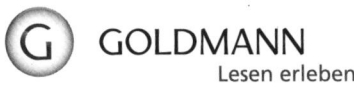

GOLDMANN
Lesen erleben

SUSANNE FRÖHLICH

Der Hund, die Krähe, das Om ... und ich!

Mein YOGA-Tagebuch

GOLDMANN

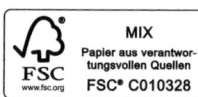

Verlagsgruppe Random House FSC N001967

1. Auflage
Vollständige Taschenbuchausgabe Juni 2017
Wilhelm Goldmann Verlag, München,
in der Verlagsgruppe Random House GmbH
Copyright: © 2011 der Originalausgabe
Gräfe und Unzer Verlag GmbH, München
Umschlag: UNO Werbeagentur, München, nach einem Entwurf von
Sabine Krohberger, ki 36, Editorial Design, München
Umschlagfoto: Gaby Gerster
Fotoproduktion: Gaby Gerster, Frankfurt a. M.; Axel Schulten, Köln
Illustrationen: Anja Moritz, München
Satz: Satzwerk Huber, Germering
Druck und Bindung: Alföldi Nyomda Zrt. Debrecen
KW · Herstellung: IH
Printed in Hungary
ISBN 978-3-442-17693-9
www.goldmann-verlag.de

Besuchen Sie den Goldmann Verlag im Netz:

Inhalt

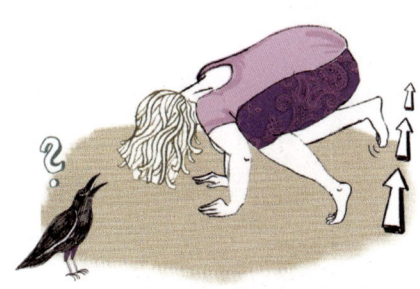
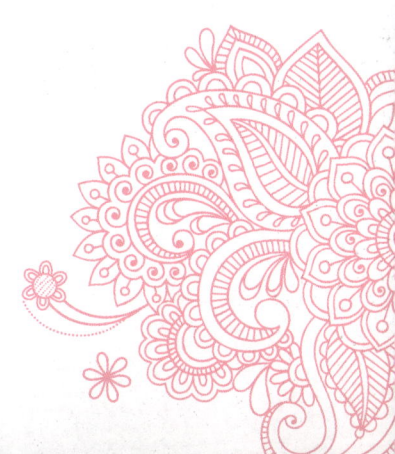

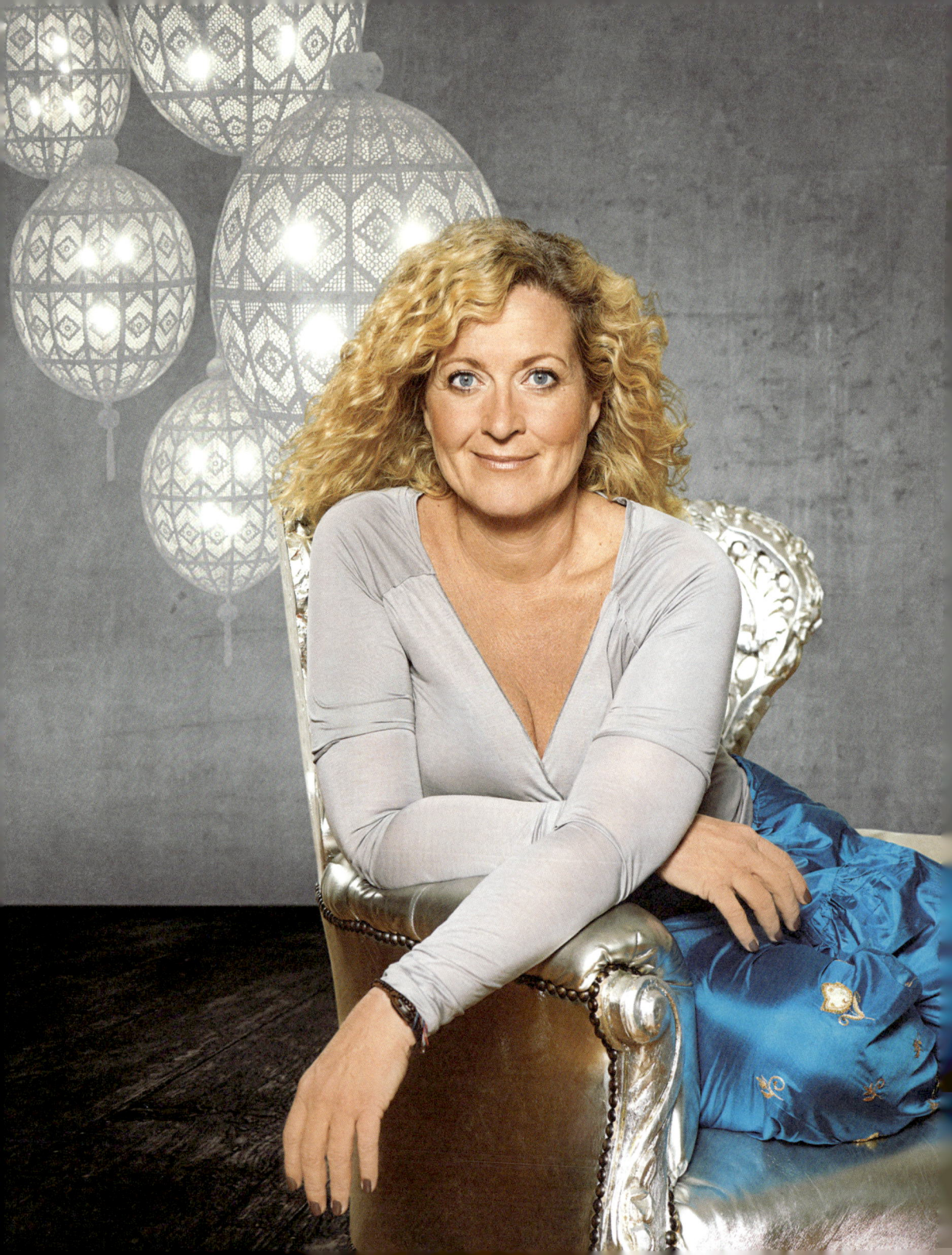

Yoga macht Fröhlich
Jeder kann Yoga, Yoga kann jeder

Ich gebe es zu, ich war skeptisch, sehr skeptisch. Yoga hatte für mich so gar nichts mit mir zu tun. Ich war mir sicher, dass es etwas für sehr biegsame, sehr zarte, fast schon filigrane Frauen ist. Adjektive, die einem bei mir nicht in den Sinn kommen. (Egal wie viel man getrunken hat und wie schlecht man sieht …) Wenn ich wenigstens das Gefühl gehabt hätte, dass es schlank machen würde. Aber keinesfalls. Dachte ich an Yoga, dachte ich nicht an Sport. Nicht an Kraft, Wettkampf, Ehrgeiz oder gar Anstrengung und Kalorienverbrauch. Beim Yoga, so mein Eindruck, wird viel rumgelegen und bewusst geatmet – das klingt richtig schön langweilig. Außerdem: Yoga hatte für mich immer etwas mit Spiritualität zu tun. Yoga-Frauen trinken literweise grünen Tee und kümmern sich so selbstverständlich um ihr Karma wie andere um den Haushalt. Sie nehmen Sojamilch statt schlichter Kuhmilch und haben in ihrem Wohnzimmer mindestens eine Buddhastatue. Yoga ist was für Menschen mit esoterischer Ader, Yogis sind sanft, machen ständig OM, haben für alles Verständnis, kaufen nur Bio-Kost … Soweit nur die Kurzversion meiner profanen Vorurteile.

Insgesamt war ich mir immer sicher: Yoga und ich sind nicht kompatibel. Bewusst atmen, in sich reinhören, für eine ungeduldige Person wie mich ganz schwer vorstellbar. Ich bin unruhig, will alles schnell und habe sportlichen Ehrgeiz. Bewegung ist weniger Vergnügen für mich als Zweck. Ich mache Sport, um reichlich vorhandenes Körperfett zu verbrennen und um mich auszupowern. Was hat das schon mit Yoga zu tun? Yoga war in meinem Kopf so ähnlich wie Autogenes Training mit ein bisschen lascher Gymnastik.

Irgendwann, durch einen Zufall lernte ich in einer Talkshow die Schauspielerin Ursula Karven kennen. Eine wunderschöne, sehr schmale, gertenschlanke Person. Es gibt Zuneigung auf den ersten Blick. So war es hier. Ich mochte Ursula. Sehr. Wie viel Energie und Zupackendes in so einem zarten Körper versteckt sein

kann, unglaublich! Das hat mein Vorurteilspaket in Hinsicht Yoga erstmals ein wenig erschüttert. Schließlich wusste ich, dass diese Frau exzessiv Yoga betreibt. Ursula – damals noch Frau Karven – hat mich nach der Sendung angesprochen. An den genauen Wortlaut kann ich mich nicht mehr erinnern, aber es war irgendwas in der Richtung, ich würde so leuchten – und dann empfahl sie mir, Yoga zu praktizieren. Das empfand ich als einen wirklich witzigen Vorschlag, und ehrlich gesagt habe ich nicht mal weiter darüber nachgedacht. Nicht eine winzige Sekunde. Yoga – das erschien mir so weit weg von mir. Geradezu absurd. (Natürlich habe ich mich über das Leucht- und Strahlkompliment dennoch gefreut.) Wir tauschten Telefonnummern, und das war es zunächst. Erstaunlicherweise (Zufall oder Schicksal?) haben sich unsere Wege danach häufiger gekreuzt. Wir haben uns angefreundet. Länger telefoniert und geredet.
Als Ursula (die nicht nur Schauspielerin, sondern auch Yoga-Lehrerin ist) mir vorschlug, gemeinsam ein Yoga-Projekt aufzuziehen, habe ich alte Ignorantin trotzdem nur gelacht. Das Moppel-Ich in der Hundeposition? Die Unterarme heftig winkend beim Sonnengruß? Nein danke, dachte ich, lächerlich machen kann ich mich jederzeit auch anderweitig. Will ich mich demütigen, fehlt mir Yoga zu meinem Glück gerade noch. Da langt mir mein ganz normaler Alltag. Aber Ursula kann eine sehr hartnäckige Frau sein. Beharrlich hat sie mich nicht gerade überzeugt, aber immerhin überredet. »Probier es, und wenn es nicht funktioniert, war es eben nur ein Versuch …« Irgendwann habe ich eingewilligt: Ich werde Yoga eine Chance geben. So wie einer neuen Gesichtscreme. Drei Monate lang. Mal sehen, was passiert. »Yoga macht was mit dir«, behauptete Ursula. Allein der Satz: Es macht was mit dir! Tut mir leid, aber da könnte ich direkt zu viel kriegen.
Da schwingt diese esoterische Komponente mit, mit der ich so gar nichts anfangen kann. Was soll Yoga schon machen?
Ich konnte es mir nicht vorstellen, aber vielleicht lag es ja an meinem begrenzten Horizont. »Dein Rücken, deine Beweglichkeit, deine Figur, alles wird sich

ändern.« Das klang nach Wahnsinnsversprechungen, und da bin ich generell vorsichtig. Ich bin ja keine 17 mehr. Aber, wie wir alle wissen: Die Hoffnung stirbt zuletzt. All die Versprechen klangen auf jeden Fall herrlich. Und wenn auch nur ein Hauch davon wahr sein würde, wollte ich daran teilhaben.

Ursula gab mir eine Erstausstattung ihrer DVDs. Ich sollte täglich mindestens 15 Minuten in mein Yoga-Projekt investieren. 15 Minuten, eine Viertelstunde, warum nicht, dachte ich. »Sei vorsichtig«, gab mir Ursula mit auf den Weg, »nicht so ehrgeizig, hör in dich rein, was geht und was nicht. Geh es langsam an, du willst dich ja nicht verletzen!« Jetzt musste ich noch mal lachen: Yoga ist gefährlich! Man kann sich verletzen! Oh ha: Eine Risikosportart! Wie Downhill Biking oder Bungee-Jumping. Wer hätte das gedacht. Hoffentlich muss ich keinen Krankenkassenzuschlag zahlen! Brauche ich einen Helm? Sollte ich mir einen Schutzanzug besorgen?

Wir beschlossen: Ich stelle mich der Herausforderung und mache Yoga. Wir reden über das, was passiert. (Wenn denn was passiert! Wie schon erwähnt, bin ich eine skeptische Person.) Und sollte wider Erwarten wirklich etwas Umwerfendes geschehen, könnte ich mir ein Projekt gemeinsam mit Ursula durchaus vorstellen. Aber nur dann … Ich fuhr nach Hause, hatte die Taschen voll mit DVDs und dazu eine feine cremefarbene Yoga-Matte – so hübsch, dass ich sie, falls es mit dem Yoga nichts wird, auch ins Bad legen kann. »Immer barfuß«, hatte mich Ursula ermahnt.

ICH MUSS MAL WIEDER ZUR PEDIKÜRE,
FIEL MIR DA SPONTAN EIN.

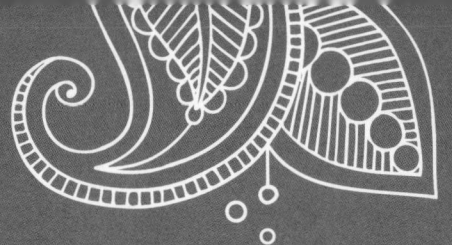

Woche 01

»Sanfter« Einstieg ins Yoga-Leben?!
Speck, Muskel und Beweglichkeit

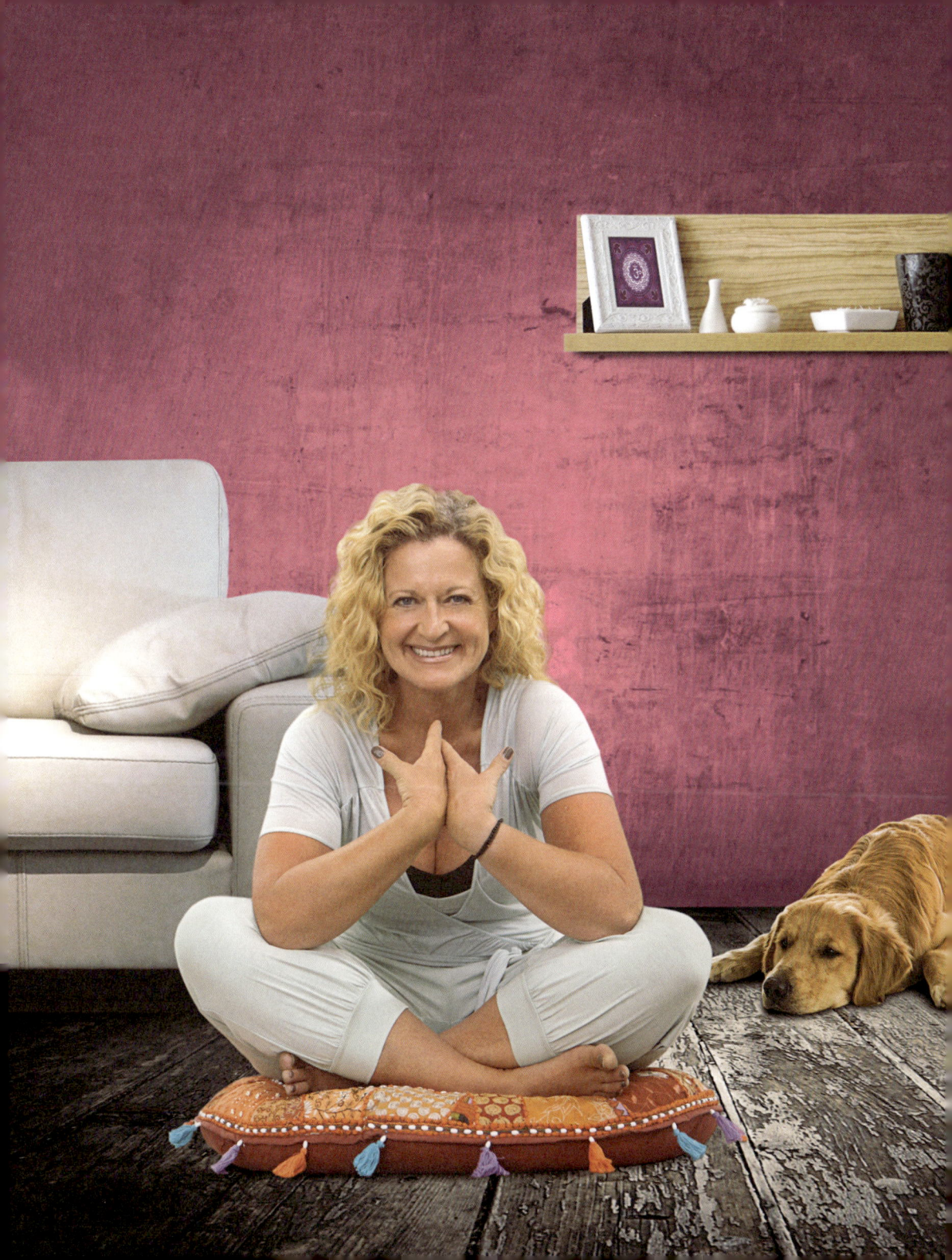

TAG 01
Auf den Hund gekommen!

Ich entscheide mich für die Anfänger-DVD. Power-Yoga von Ursula. Ich habe noch nie Yoga gemacht – also behutsam rantasten. »Nicht übereifrig sein!«, hat sie mich ja ermahnt, deshalb werde ich es langsam angehen.

Optisch ist alles sehr ansprechend. Schöne Menschen, schöne Umgebung. Herrliche Bilder, man will sich direkt hinbeamen. Nach 15 Minuten bin ich durchgeschwitzt – von Yoga! Unglaublich! Es ist schwer, die Übungen einigermaßen ähnlich wie die Models auszuführen, tief zu atmen und dabei auch noch auf den Bildschirm zu gucken, um nur ja nichts verkehrt zu machen. Ich hinke immer einen Hauch hinterher und strapaziere meinen Nacken. Mir ist schnell klar: Yoga ist doch schwerer, als ich dachte. Jedenfalls für mich. Stellungsnamen prasseln auf mich ein, irrsinnig viele Tiernamen sind dabei, von der Kobra über den Fisch bis zum Hund. Komme mir vor wie im Zoo. Dann soll ich die Fußspitzen »flexen«? Nach mehrmaligem Hingucken kapiere ich, was das bedeutet: Fußspitzen anziehen – aha. Der immer wieder auftauchende Hund (scheint ein absoluter Liebling der Yogis zu sein!) macht mich fertig. Ich habe Hunde bisher immer sehr gemocht – ich habe übrigens sogar selbst einen, einen besonders netten Hund. Aber die DVD stellt meine Zuneigung zu diesen Tieren an sich auf die Probe. Der sogenannte herabschauende Hund sieht im Film kinderleicht aus – ein bisschen wie ein lang gezogenes umgekehrtes V. Aber ich schnaufe, als hätte ich 45 Minuten Jogging hinter mir.

Bei den meisten Stellungen bin ich froh, dass ich mich selbst nicht sehen kann. Ich atme schwer und schaffe manches einfach nicht. Anfänger-Yoga wohlgemerkt! Das ist reichlich ernüchternd, und ich ärgere mich. Ganz falsch, ich weiß. Beim Yoga soll man entspannen – da hat Ärger nichts verloren. Aber frustrierend ist es schon.

Es gibt 90-Jährige, die Yoga machen. Als wäre es gar nichts. So schwer kann es doch nicht sein! Ich hatte mich irgendwie als sportliche Person in Erinnerung. Wo ist diese Frau nur hin? Ich kann nicht mal Yoga!

Irgendwie ist mir auch mein Speck im Weg. Knie an die Stirn (während man auf dem Rücken liegt!), so etwas sagt sich leicht, wenn zwischen den beiden Körperteilen nicht viel Störendes ist. Zwischen Knie und Stirn wohnt bei mir aber der Bauch. Viel Bauch! Nicht eine Rolle, nicht zwei, es sind Berge, ein richtiges ausgewachsenes Gebirge. Grausig. Wabernde Specklandschaften. Aus dieser liegenden Rollperspektive sieht er schlimmer aus als im Stehen. Ich versuche, nicht hinzusehen. Aber dass er da ist, könnte ich nicht mal im Vollrausch verdrängen. Ich spüre ihn. Er bedrängt mich. Ist aufdringlich. Man könnte es fast Belästigung nennen.

Nach 55 Minuten ist es geschafft. Die Anfängerstunde ist rum. Bei einigen Übungen musste ich vorher pausieren. Die letzte immerhin ist nach meinem Geschmack: Shavasana – Totenhaltung oder Totenstille. Ich liege auf dem Rücken und atme. Immerhin das klappt. Ich finde, sogar sehr gut. Rumliegen kann ich halt. Da bin ich ein Naturtalent. Das liegt mir im Blut. Ich bin eine ausgesprochen geübte Herumliegerin. Normalerweise allerdings eher auf dem Sofa als auf der Yoga-Matte. Ich könnte Stunden so in Shavasana bleiben – springe aber sofort auf, weil Atmen an sich mich ja sportlich nicht weiterbringt. Entspannung allein brauche ich nicht. Ich mache ja kein Yoga, um still auf dem Rücken zu liegen! Da hätte ich ja gleich im Bett bleiben können.

Im Normalfall wäre es das gewesen. Ich neige eher zu schnellen Entscheidungen. Die Yoga-DVD wäre neben all den anderen Fitness-DVDs, die ich im Laufe der Jahre immer mal wieder angeschafft habe, beerdigt worden, und Yoga und ich hätten uns nie mehr wiedergesehen. Yoga und ich sind anscheinend nicht kompatibel. Yoga demütigt genüsslich Moppel – also: Adios Yoga! Das war es mit uns beiden. Ein erstes ernüchterndes Date ohne Hoffnung auf Fortsetzung. Gäbe es wie bei Parship, dieser Internetpartnerbörse, Übereinstimmungstests für

Sportarten und Menschen, hätten Yoga und ich keine große Chance. Eher sogar null Matchingpoints. Wir hätten uns somit nicht mal kennengelernt. Wahrscheinlich zu Recht.

Aber ich möchte mich natürlich nicht von Yoga-Kupplerin Ursula ausschimpfen lassen. Obwohl: Schimpfen Yogis überhaupt? So entspannt, wie die sind! Aber mal abgesehen von Ursula, man sollte allem nicht nur eine Chance geben, sondern auch eine zweite oder dritte. So viel habe ich mit meinen 48 Jahren immerhin gelernt. Außerdem halte ich meine Versprechen. Meistens jedenfalls. Also werde ich es wieder tun. Wenn auch unwillig.

TSCHÜSS, YOGA – BIS MORGEN, DU MIESER MOPPELQUÄLER!

Nach meinem Geschmack: Shavasana – Totenhaltung oder Totenstille.

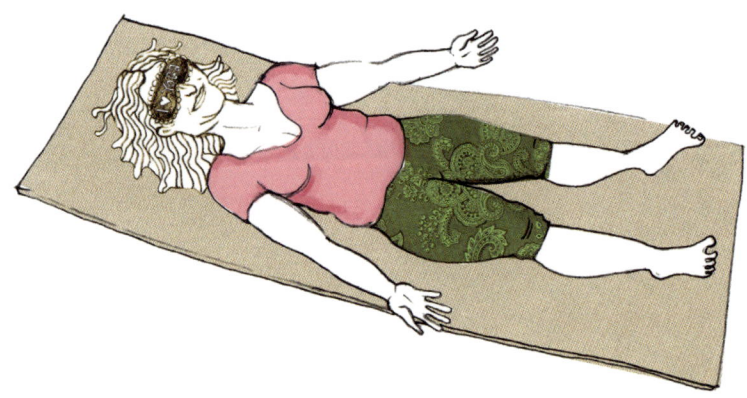

TAG 02
Hundsgemeiner Fisch, pass auf: Hier kommt die Kriegerin!

Irgendwie gehen die 55 Minuten heute schneller rum als gestern. Ich stelle mich immer noch ziemlich doof an, statt zum Hund mache ich mich definitiv zum Affen. Aber es sieht ja keiner. Leider werfe ich zwischendrin einen Blick ins bodentiefe Fenster (das dringend mal wieder geputzt werden müsste) und kann mich sehen. Ziemlich gewöhnungsbedürftig! Moppel-Yoga sieht völlig anders aus als das, was die hübschen durchtrainierten Vorturnerinnen und -turner in meinem Fernseher tun. Alles an mir gerät in Bewegung. (Ich hoffe, ich löse keine Tsunamis aus! Wenn angeblich schon der Flügelschlag eines Schmetterlings einiges bewirken kann …) Alles, was so an mir dranhängt, winkt. Es hängt und drängt und winkt – überall.

Ich atme und schaue nicht mehr hin. Wenn ich Wiederholungen nicht schaffe, atme ich eben nur oder mache eine gemäßigte Variante. Kein Stress, kein Superehrgeiz, ermahne ich mich. In Gedanken sehe ich mich aber schon lässig auf dem Kopf stehen. (Sollte ich schon mal einen Kopfstandhocker bestellen?) Stattdessen wackle ich im Schulterstand (früher im Turnunterricht hat man das »Kerze« genannt), als wüte in meinem Wohnzimmer ein Tornado. Fühle mich am Ende der DVD in meiner bisherigen Lieblingsstellung Shavasana sehr wohl. Bleibe einfach ein bisschen liegen und atme. Bin angemessen angestrengt und verdammt froh, dass alles rum ist.

TAG 03
Kobras neue Kleider

Es zwickt mich überall. Ich habe Gliederschmerzen. Zunächst denke ich, eine Grippe sei im Anmarsch. Von wegen: Mein Körper scheint sich an Muskeln zu erinnern, die er völlig vergessen hatte. Muskelkater wäre übertrieben, aber ich spüre meinen Körper. Und wie! Vor allem meinen Oberkörper. Meine Beine mucken weniger. Wahrscheinlich weil sie durchs Joggen einiges an Kummer gewöhnt sind. Peinlich – Muskelkater durch Yoga! Wie tief bin ich gesunken? Oder ist das gut? Ein Zeichen, dass Yoga etwas bewirkt? Ist das die Tiefenmuskulatur, die im Yoga angeblich rausgekitzelt wird? Bilde ich schon Muskeln? Sollte ich über die Anschaffung eines knappen eng anliegenden Tank-Tops nachdenken? Am besten gleich bauchfrei?

Ich verschiebe Yoga auf den frühen Abend und surfe ein bisschen im Internet. Yoga-Klamotten … Yoga-Accessoires … Yoga und das Drumherum bieten neue ungeahnte Shoppingmöglichkeiten. Eine ganz neue Welt tut sich auf. Ich stoße auf für mich befremdliche Dinge: Nasenspülungen, Zungenschaber, ayurvedische Kajalstifte und Yogibottle-Trinkflaschen. Extra Yoga-Trinkflaschen? Es sind ganz normale Plastikflaschen, wie man sie in jedem Fitnessstudio sieht. Oder bei jedem Radfahrer. Was macht so eine Flasche zur Yogi-Trinkflasche? Vielleicht der Aufdruck: wahlweise Shanti (»Friede«) oder OM (»heilige Silbe«) oder Love. »Wasser hat besondere Energien«, steht im Plastikflaschen-Werbetext. »Bewahren Sie deshalb Ihr Trinkwasser in den Yogibottles auf und lassen Sie wünschenswerte Energien hineinfließen. So wird Ihr

Wasser zu einem besonderen Elixier.« Ich verzichte trotz eines erschwinglichen Preises (5,90) auf die Anschaffung. Ich mache noch nicht lange genug Yoga, um auch nur eine Ahnung davon zu haben, wie ich wünschenswerte Energien in Plastikflaschen beame.

Durch Zufall entdecke ich bei einem Kafferöster (bei wem wohl?) die neuen Angebote. Die aktuelle Themenwoche heißt: »Mach mal Yoga!« Ist das ein Zeichen? Was will mir der Kaffeeröster damit wohl sagen? Liege ich einfach nur im Trend? Machen jetzt schon alle Yoga?

Ich bestelle wie im Rausch. Yoga-Hosen mit Stulpen und ohne. Die ohne sehen aus wie all die Jogginghosen, die ich schon habe, aber man weiß ja nie. Dazu zwei Sport-BHs – kann man immer brauchen. Noch ein paar Oberteile, dafür verkneife ich mir das Massageöl. In zwei Tagen wird geliefert, und dann hat die steife Kobra neue Kleider!

In den alten Klamotten rolle ich die Matte aus und rufe meinen Sohn. »Heute mache ich mit dir Yoga!«, hatte er groß getönt. Leider fehlt uns die zweite Matte, und wir nehmen als Ersatz den Badezimmervorleger. Nach vier Minuten fragt er bereits, ob er wirklich bis zum Ende mitturnen muss. Nach acht Minuten entscheidet er schließlich: »Das ist nichts für mich, ich wünsche dir viel Spaß!« Wenigstens räumt er den Vorleger weg. Ich halte durch. Muss schon ein bisschen weniger den Kopf verrenken, um auf den Bildschirm zu gucken. Ansonsten keine nennenswerten Verbesserungen. Manche Übungen schaffe ich nicht. Man sollte ja denken, dass ein Mehr an Gewicht für eine gewisse Stabilität sorgt, aber von wegen. Bei zwei Übungen muss ich vorher pausieren und verharre in meiner Lieblingsstellung Shavasana, bis es weitergeht. Meine Beine zittern. Das frustriert mich, aber der kleine Rest an Vernunft in mir predigt unaufhaltsam: Das ist normal, man kann nicht gleich alles können. Ja: Ich kann vernünftig sein. (Gezwungenermaßen!) Und ja: Ich versuche, meine Defizite gelassen zu sehen.

Habe einen winzigen Fehler bei Ursula entdeckt. Einmal fehlt ein Teil einer Übung. Yoga hat nämlich etwas Demokratisches. Das habe ich mittlerweile begriffen. Immer kommt jede Seite dran. Bei einer Übung fehlt eine Seite. Ha – immerhin etwas. Auch eine Yoga-Königin ist nicht unfehlbar.

PS: HABE MIR DIE DVD NOCH MAL ANGESCHAUT UND DEN FEHLER NICHT MEHR GEFUNDEN. HABE ICH WÄHREND DER ÜBUNGEN VORHIN HALLUZINIERT? NIMMT MICH DAS TRAINING SO MIT? FANGE ICH AN ZU SPINNEN? ZITTERN NICHT NUR MEINE BEINE, SONDERN AUCH MEIN HIRN?

TAG 04
Sternzeichenübung

Versuche, mich so richtig ins Yoga-Fieber reinzusteigern. Schau mir Asanas
(so nennen sich die Körperhaltungen) im Internet an. Habe meine persönliche
Herausforderung gefunden. Ich – Sternzeichen Skorpion mit Aszendent Skorpion
(ich weiß, das finden viele furchterregend!) – will den Skorpion können. Eine Art
Kopfstand ohne Kopf. Die Unterarme sind auf dem Boden, das Gewicht ist auf
den Ellenbogen und den Unterarmen und ein bisschen in den Fingerspitzen, und
der Rest des Körpers schwebt in der Luft. Die Beine werden angewinkelt – und
fertig ist der Skorpion. Das Internet warnt mich: Der Skorpion ist eine fortgeschrittene Übung, die aus dem Unterarmstand entwickelt wird, und es braucht
Geduld und Durchhaltevermögen, bis man sie kann. Tugenden, die bei mir nicht
besonders ausgeprägt sind. Aber Yoga schult ja angeblich die Geduld. Trotzdem
wären mir genauere Zeitangaben lieber. Was heißt in diesem Fall Geduld? Zehn
Tage? Zehn Wochen? Zehn Monate? Zehn Jahre? Nie?
Heute Abend will mich eine Freundin besuchen. »Ich muss noch Yoga machen!«,
sage ich, und sie ist verwundert. »Duuuu machst Yoga?«, lacht sie, gerade so als
hätte ich einen Wahnsinnswitz gerissen. »Es ist ein Experiment!«, antworte ich,
und sie entscheidet sich mitzuturnen. Oder sagt man mitzuyogaen?
Meine Freundin ist schlank und einigermaßen fit. Was Sport angeht, ist sie eher
der Ausdauertyp, genau wie ich. Nach 14 Minuten fragt sie erstmals, wie lange
das denn noch geht. Sie schwitzt. Wie beruhigend. Im Vergleich zu ihr komme
ich mir schon wie ein Profi vor. Yogi Susanne. Ich muss nicht mehr dauernd auf
den Bildschirm starren, mache manches fast automatisch. Sie ist immer ein bisschen hintendran. Auch mir geht manches noch zu schnell. Was erwarte ich? Es ist
mein viertes Training, und ich ertappe mich dabei, wie ich meiner Freundin Anweisungen geben will. Erste Anzeichen von Yoga-Hochmut. Bei den Bauchübungen

hält sie länger durch als ich. »Früher hat man das einfach Sit-ups genannt!«, stöhnt sie. Und sie hat recht. Ist Yoga einfach nur klassische Gymnastik in schmucker OM-Eso-Verpackung? Oder hat die klassische Gymnastik sich ungefragt beim Yoga bedient? Bei den Jahren, die Yoga auf dem Buckel hat, denke ich, dass die Gymnastik geklaut hat. Egal, was es ist und wer es von wem hat, es strengt mich an, und ich hoffe, es macht mich beweglich.

Schlangenmädchen zieht euch warm an! Die Skorpionfrau ist im Anmarsch. Spätestens im Altersheim werde ich es euch allen zeigen. Wenn meine Kinder auf Besuch kommen (was ich doch sehr hoffe, aber da ich zwei Kinder habe, stehen die Chancen nicht schlecht – eins wird sich ja wohl erbarmen), werde ich lässig im Skorpion dastehen. Vielleicht …

TAG 05
Dicker Hund: Kobra sucht Ausrede

Heute ist mir so gar nicht nach Sport. Ich habe überhaupt keine Lust. Stattdessen verbringe ich zwei Stunden beim Zahnarzt und hänge danach faul auf dem Sofa rum. Meine körperliche Höchstleistung: Ich halte die Fernbedienung und zappe quer durch die Programme. Aber irgendwas nagt in mir. Es ist tatsächlich mein schlechtes Gewissen. Mein Schweinehund ringt nach Ausreden: »Du warst beim Zahnarzt!«, sagt er. »Du hast jetzt vier Tage am Stück Yoga gemacht, da darf man auch mal pausieren!« »Übertreib es nicht!« »Man soll es doch langsam angehen!« »Man soll gar nicht täglich Sport machen, die Muskeln brauchen auch mal Ruhe!«

Ich höre ihm eine Weile zu und beschließe, ihn zu ignorieren. Ich mache ja keinen Sport, nur ein bisschen Yoga. Außerdem: Was bildet sich dieser blöde Schweinehund ein? Glaubt der, ich bin so leicht aus der Bahn zu werfen? (Wahrscheinlich glaubt er es nicht nur – er weiß es aus langjähriger Erfahrung und zahlreichen Streits, bei denen er oft genug Sieger war. Fast immer ehrlich gesagt!) »Mit mir nicht, mein Freundchen«, entscheide ich. Jedenfalls nicht heute – was morgen und übermorgen ist, wer weiß das schon?

Statt das 55-Minuten-Programm zu absolvieren, greife ich zu einer anderen DVD. Yoga Everyday – auch von Ursula. 15 Minuten gehen immer, hat sie mir gesagt. Es stimmt. Obwohl ich das Programm noch nicht kenne, komme ich einigermaßen mit. Das ist doch schon mal was. Das Gute am Yoga: Vieles wiederholt sich. Aber egal, bei welcher Übungssequenz, eines ist definitiv klar: Ich bin ziemlich ungelenk. Ich komme nicht mal mit geschlossenen Beinen im Stehen mit den flachen Händen auf den Boden. Mit durchgedrückten Knien. Leider liegt es nicht daran, dass ich so lange Beine habe. Das wäre doch mal ein schönes Problem! »Oh tut mir leid, liebe Übung, ich bin einfach zu langbeinig …!«

Aber ich tröste mich selbst: Schon in der Schule gab es zwei Fraktionen: die Turner und die Ballspieler. Schwebebalken, Bodenturnen und Reck waren nie meine Disziplinen. Völkerball schon eher. Was erwarte ich also? Ich bin eben kein Stangensellerie, sondern eher Typ Blumenkohl. Kann das was werden? Wie um alles in der Welt soll sich ein Blumenkohl biegen? Oder gar zum Skorpion werden?

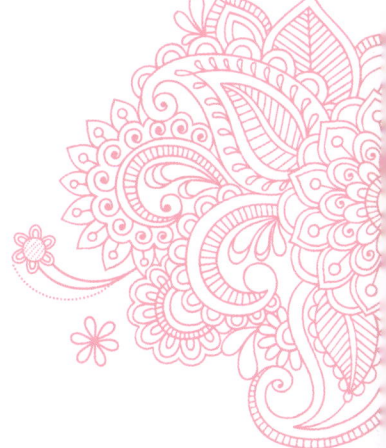

TAG 06
Fluch des Pfluges

Lese brav in extra angeschafften Yoga-Büchern. Habe mir direkt einiges an Yoga-Literatur gekauft. Wenn schon, denn schon. Ich steigere mich gern in neue Aktivitäten rein. Beim Lesen bin ich schnell ziemlich ernüchtert. Wie soll ich das jemals hinkriegen? Wie viele Jahre wird das dauern? Reicht meine restliche Lebenszeit dafür aus? Mache, ganz Yoga-Streber, zwei der 15-Minuten-Programme. Bin froh, dass ich mit dem Fernseher allein bin. Ich biete definitiv keinen besonders schönen Anblick. Besonders bei den Übungen, wo sich der Körper nach vorn biegt! Wo mehr dran ist, kann mehr hängen … Danke, liebe Schwerkraft!

Habe in einigen Positionen wirklich Angst, von meinem eigenen Speck erstickt zu werden! Besonders beim Pflug. Man geht vom Schulterstand (besagte Kerze – also auf den Rücken legen, Beine hoch in die Luft, Hüften abstützen, Gewicht auf die Schultern) weiter in den Pflug. Dafür muss man die Beine, eben noch in der Luft, einfach nur gestreckt nach hinten klappen, bis die Fußspitzen den Boden berühren. Alles – meine gesamte Körpermitte – kommt mir entgegen. Rutscht in Richtung Kopf. Eine Specklawine! Ich kann kaum atmen, weil mir meine eigenen Brüste quasi das gesamte Gesicht bedecken. Ich stecke mit der Nase in meinem Ausschnitt. Eine ganz neue Perspektive. Ich atme in meine Brüste. Wie ein Busenventilator. Das wäre ja mal eine wirklich tolle Schlagzeile: »Moppel-Ich erstickt in Speckrollen!« »Spektakulär: Getötet von den eigenen Brüsten!«

ICH ÜBERLEBE!

TAG 07
Ich atme doch!

Beim Yoga soll man sich aufs Atmen konzentrieren. Ständig wird man zum Ein- und Ausatmen animiert. Richtiggehend angeleitet. Für mich etwas seltsam, schließlich atme ich schon mein ganzes Leben lang. Wie alle Lebewesen. Seit gut 48 Jahren atme ich nunmehr munter vor mich hin, und jetzt will mir jemand erklären, wie ich zu atmen habe? Das finde ich gelinde gesagt ein wenig anmaßend. Man atmet doch automatisch.

Auf jeden Fall durch die Nase, das scheint beim Yoga wichtig zu sein. Ein- und ausatmen durch die Nase. Beim Joggen und auch beim Krafttraining atme ich durch den Mund aus. Beim Yoga gilt: Klappe halten. Nicht leicht für mich! Mund zu, aber nicht verkrampfen. Locker atmen. Alles locker lassen! Egal, wie anstrengend die Übung auch ist. Atmen, atmen …

Wenn man nicht mehr regelmäßig und gleichmäßig atmen kann, dann ist die Übung zu schwer. Der Atem sagt, was geht, und vor allem, was nicht. Ich gehorche und atme durch die Nase. Ein und aus!

Die Atmung durch die Nase hat viele Vorteile: Wer durch die Nase einatmet, filtert die Luft. Reinigt sie. Erwärmt sie. Man nutzt mehr Lungenvolumen. Man atmet bewusster. So viele Vorteile wirken auch auf mich überzeugend. Die Yogis werden sich schon was dabei gedacht haben!

Versuche, beim Atmen durch die Nase Laute zu erzeugen. Man soll sich vorstellen, einen Spiegel anzuhauchen – aber ohne den Mund zu öffnen. Dabei wird in der Stimmritze ein Laut erzeugt. Seltsam – aber es geht.

Es ist eine Art Knurren …

Woche 02

Glatt und entspannt?
Weichteilsperre, Botox und 'ne Prise Valium

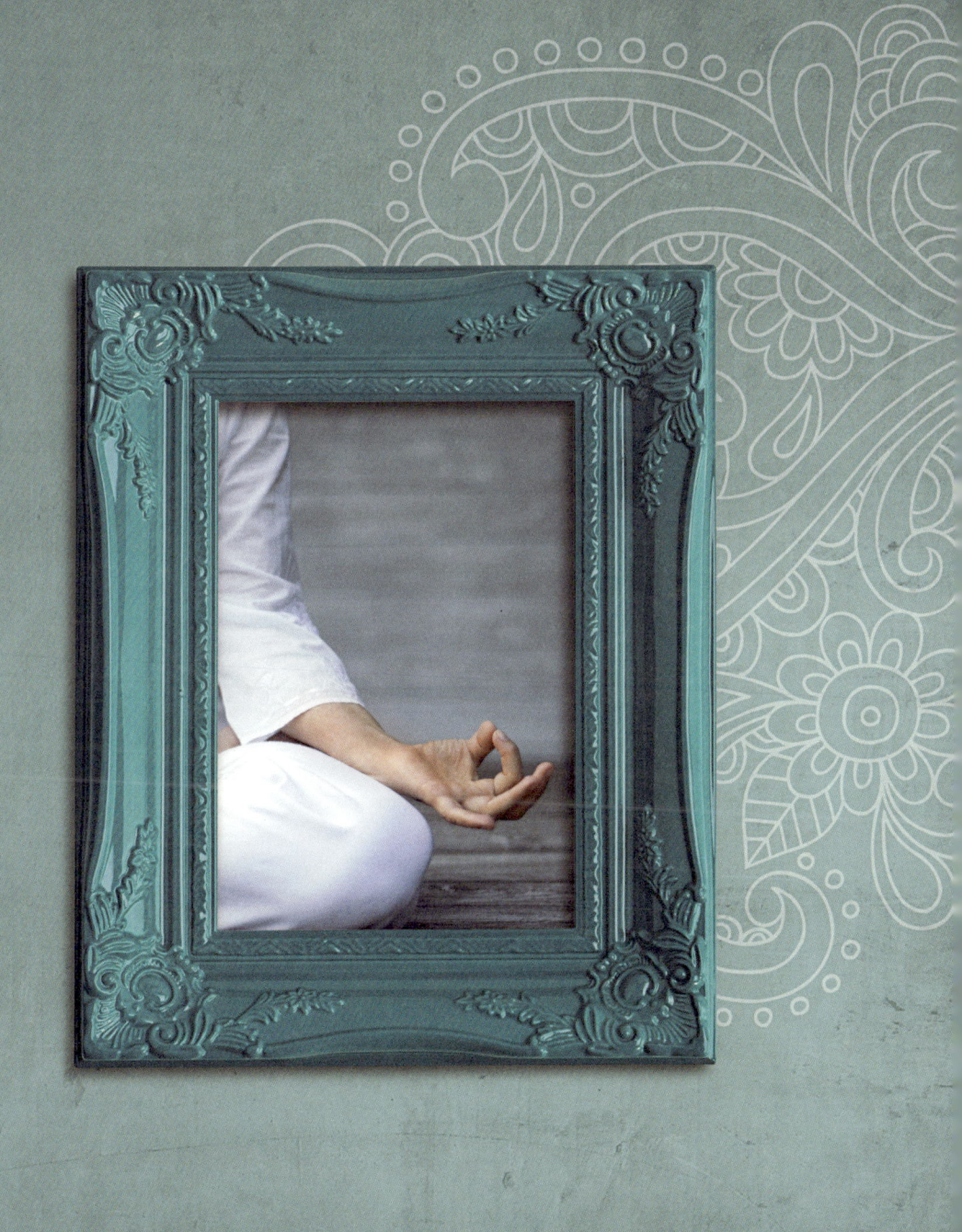

TAG 08
Relax!

»Du bist so gelassen!«, sagt mein Sohn aus heiterem Himmel beim Mittagessen. Eigentlich sollte ich mich freuen. Aber was bedeutet diese Aussage? Heißt das etwa, ich bin ausnahmsweise mal gelassen? Ist das ein besonders erwähnenswertes Ereignis? Bin ich sonst nie gelassen? Ist dieses Kompliment insgeheim eine versteckte Anschuldigung?

Ich weiß nicht so recht, ob ich mich darüber freuen soll, aber da ich ja soooo gelassen bin, tue ich es. Ich fühle mich auch selbst so, befinde mich in einer Art Mir-doch-egal-Stimmung: wach, aber unaufgeregt. Nicht dass wir uns missverstehen, ich meine nicht diese miese Jetzt-ist-alles-egal-Laune. Eher fröhlich-wurstig. Dazu passt auch mein Verhalten beim Autofahren. Ich bin eine schnelle Autofahrerin, die auch gern mal vor sich hin schimpft. Neuerdings fahre ich freiwillig rechts. Nein, nicht zum Überholen. Ich habe es irgendwie nicht mehr so eilig. OM.

Eine Woche Yoga, und ich muss sagen, meine Skepsis weicht ein ganz klein wenig. Mit Betonung auf: ein ganz klein wenig. Noch sind Yoga und ich kein Traumpaar – noch lange nicht. Aber es ist ungefähr so, als hätte ich nach einem ersten Date beschlossen, der Sache noch eine Chance zu geben und in die Verlängerung zu gehen. Ohne mit Sicherheit zu wissen, ob es für mehr reicht. Von einer Beziehung zwischen uns kann man definitiv noch nicht sprechen. Aber: Ich werde es weiter praktizieren, mein tägliches Yoga.

UND DAS FREIWILLIG!

TAG 09
Hundeliebe!

Der Hund und ich, wir beginnen uns anzufreunden. Die Hundestellung – genauer gesagt Adho Mukha Svanasana, der herabschauende Hund, adho mukha bedeutet »mit dem Gesicht nach unten«, svana ist der Hund und asana die Bezeichnung für eine Yoga-Übung an sich. (Die Original-Übungsnamen sind in Sanskrit. Das gilt in Indien noch als eine der zahlreichen Amtssprachen, ist aber mittlerweile für die Inder eher so was wie Latein für uns Europäer.) Der Hund jedenfalls soll eine entspannende Stellung sein. Zum Ausruhen zwischen den einzelnen anstrengenderen Übungen. Zu Beginn meiner »Yoga-Karriere« (vor gut einer Woche! Ha, ha!) war es mir ein absolutes Rätsel, wie man sich beim Hund entspannen soll. Mittlerweile geht es einigermaßen. Ich würde mich im Alltag zum Entspannen sicherlich (noch?) nicht in die Hundeposition begeben (das wäre in der Öffentlichkeit wahrscheinlich auch seltsam), aber es ist nicht mehr so schlimm wie zu Beginn. Der Körper ist – selbst in meinem Alter – anscheinend noch anpassungsfähig. Das ist etwas sehr Schönes beim Yoga: Man macht ziemlich schnell Fortschritte. Innerhalb einer Woche! Sieben Mal Yoga, und schon tut sich was, das ist sehr erfreulich. Es ist nicht so, dass ich inzwischen vor dem Fernseher locker im Lotossitz sitze, aber Fortschritte, auch klitzekleine, motivieren. Man denkt: Da geht noch was. Deshalb: Danke, lieber Hund.
Apropos Hund: In den USA gibt es mittlerweile auch DOGA. Dog and Yoga,. Man darf seinen Hund in die Yoga-Kurse mitnehmen und lernt, gemeinsam zu entspannen. Übrigens: Der herabschauende Hund ist angeblich eine Übung, die entstanden ist, weil Hunde genauso aufstehen.
Habe heute ein ernstes Wort mit meinem Retriever gesprochen (der tatsächlich genauso aufsteht) und ihn eingeladen, mit mir Yoga zu machen. Den herab-schauenden Hund kann er ja schon! Er scheint mindestens so skeptisch wie ich.

Mal sehen, wer eher den Skorpion kann, der Hund oder ich. Wenn wir beide den Skorpion können, könnten wir in irgendeiner dämlichen Show auftreten und ein paar Euros nebenher verdienen …

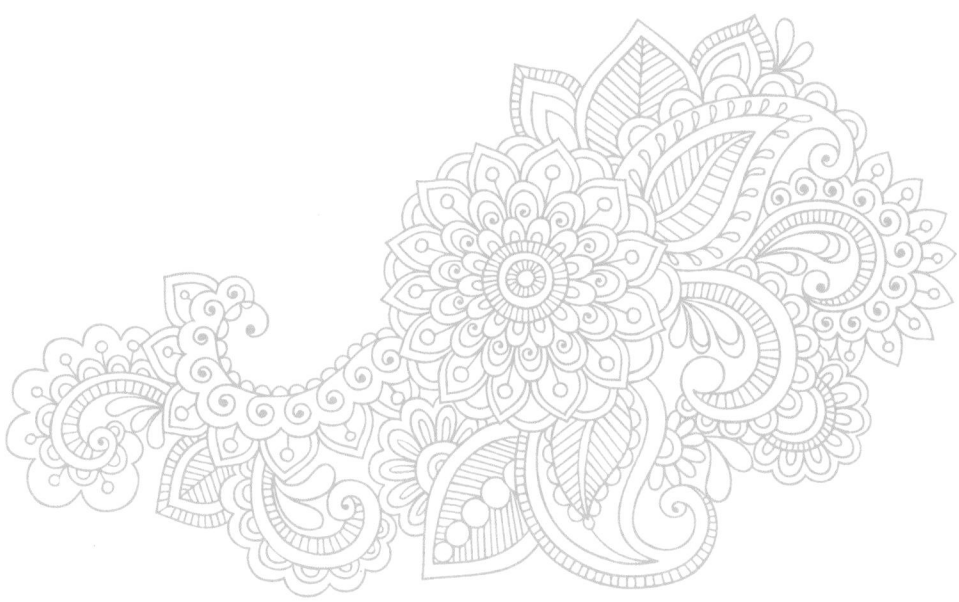

TAG 10
Speckfrettchen-Yoga

Lerne einen neuen Begriff kennen: WEICHTEILSPERRE. Klingt ganz freundlich, heißt aber nicht mehr als: Das Fett ist im Weg! Speckgrenze! Hier geht es nicht weiter: Specksperre!

Ob Bauch, Brüste oder Oberschenkel – all diese Körperteile (und noch viele mehr) können zur Weichteilsperre werden. Ich wusste bisher nicht, wie man es nennt, bin aber insgeheim beruhigt, dass es diesen Begriff gibt. Wenn es einen Namen hat, muss es noch andere Menschen geben, die dieses Problem kennen. Ich bin somit nicht die Einzige. Da draußen kämpfen noch mehr Menschen mit Weichteilsperre. Das hat etwas immens Tröstliches. Aber: Auch Speckfrettchen haben ein Yoga-Anrecht, davon bin ich mittlerweile überzeugt.

Obwohl man das kaum glauben kann. Überall, egal ob auf den DVDs, im Internet oder in Zeitschriften: Yogis sind schmal. Sehen eher ausgemergelt aus. Zäh und langgliedrig. Muskulös und biegsam – beneidenswert! Allesamt Figürchen, mit denen man sich locker bei Germany's next Topmodel bewerben könnte. Oder an Fasching als Bretzel gehen könnte. Die Frage ist nun: Waren die schon immer so, oder sind sie durch Yoga so geworden? Und: Werde ich auch bald so aussehen? Ist das der Lohn für die Mühe? Bei meinem täglichen Training hat sich mein Hund neben mich gelegt. Will er doch mitmachen? Sollte ich ihm schon mal eine Matte kaufen? Ist er bereit für DOGA? Was will er mir sagen?

TAG 11
Abschied von der Verjüngung

Zeige meinen Kindern ein paar Übungen. Wahrscheinlich weil ich ganz tief drinnen eine Angeberin bin. Ich bin überrascht. Meine Tochter kommt nicht mit den Händen auf den Boden, also im Stehen mit durchgedrückten Beinen. Wie beruhigend. Fühle mich einen Hauch überlegen. Leider nur kurz: Sie kann, ohne mit der Wimper zu zucken und quasi aus dem Stand, Chakrasana, das Rad. Es hieß bei uns im Turnunterricht »Brücke«: auf dem Rücken liegen, Füße aufstellen, Hände neben die Schultern, Handflächen nach unten, Brustkorb heben und mit den Händen und Füßen hochdrücken. Ich bin sehr beeindruckt, vor allem weil sich bei mir nicht allzu viel hebt. Ich bekomme meinen Kopf nicht in die Luft. Man sollte doch annehmen, dass ich in meinen üppigen Armen und Beinen genug Kraft habe, um meinen Kopf vom Boden zu stemmen. Pustekuchen. Die Masse macht es in diesem Fall leider nicht. Mehr Masse, mehr Kraft – diese Gleichung scheint nicht aufzugehen. Besonders ärgerlich: Diese Asana (also Haltung) gilt ebenso wie Schulterstand und Kopfstand als Verjüngungsübung. Und Verjüngung könnte ich wirklich gut brauchen. Jedenfalls um einiges mehr als meine 19-jährige Tochter! Außerdem soll längeres Halten von Chakrasana ein wunderbar ekstatisches Gefühl erzeugen. Schade, dass mein Leben ohne diese Ekstase und ohne Verjüngung weitergehen muss … Immerhin, wir haben eine Menge Spaß, und das ist doch auch schon was. Auch ohne Chakrasana.

ÜBRIGENS: NATÜRLICH KONNTE ICH FRÜHER DIE BRÜCKE! MÜHELOS!

TAG 12
Botox-Yoga

Meine Tochter ist mit ihrem Freund zu Besuch. Wir gehen alle zusammen essen. Beim Hauptgang schaut mich mein Sohn lange an. »Du bist gar nicht mehr so faltig!«, stellt er fest. Wie »soooo faltig«? Wie ein Pliseerock, oder was? Wie ein chinesischer Faltenhund? Glättet Yoga jetzt auch schon Falten? Erst entspannt, jetzt faltenfrei? Reichen dafür knapp zwei Wochen? Wenn ja, wäre das natürlich phänomenal. Geradezu sensationell! Oder liegt es vielleicht doch eher an meiner heutigen Frisur, einem strammen Pferdeschwanz? Machen all die glatt gezurrten Schauspielerinnen, denen ich insgeheim eine Ladung Botox unterstellt habe, in Wirklichkeit intensiv Yoga?

TAG 13
Valium-Yoga

Beim gemeinsamen Frühstück befinden meine Kinder (12 und 19), ich wäre ja echt gut drauf. So entspannt und gelassen, und ich würde dazu auch noch gut aussehen. Für meine Verhältnisse, wohlgemerkt. Langsam wird mir das unheimlich. Tägliche Komplimente meiner Kinder bin ich nicht gewohnt. Aber es ist was dran. Ich fühle mich gut. Sehr gut. Ich habe das Gefühl, meine Haltung ist besser geworden. Ich gehe gerade. Und so fühle ich mich auch. Ruhig, gerade und gut. Innerlich und äußerlich.

Warum auch immer, Yoga scheint mir zu bekommen. Vielleicht ist es auch eine Form von Placeboeffekt. Ich denke, es tut mir gut, und deshalb fühle ich mich gut. Sei es drum – egal was es ist, Hauptsache es wirkt. Kein Wunder, dass Krankenkassen die Gebühren für Yoga-Kurse subventionieren. Ich fange langsam an, mich zu wundern. Yoga »macht« vielleicht wirklich was … Ich muss bei Ursula Abbitte leisten.

BIN SCHON GESPANNT, WAS NOCH SO AUF MICH ZUKOMMT, UND HOFFE TIEF IN MIR DRINNEN AUF VERJÜNGUNG. DIE WÄRE WIRKLICH WÜNSCHENSWERT. UND NÖTIG!

TAG 14
Kalorienkiller

Fahre geruhsam (auf der rechten Spur) mit Tempo 130 nach Köln. Eine Freundin feiert ihren 50. Geburtstag. Ein schöner Abend, nette Menschen, ein ausgesprochen hübsches Lokal und sehr gutes Essen. Mit anderen Worten: eine perfekte Kombination. (Danke, Britta!)

»Yoga verbraucht irrsinnig viel Kalorien«, behauptet meine Tischnachbarin beim Essen. »Mehr als die meisten Sportarten!« Ich wage, trotz meiner aufkeimenden leichten Yoga-Verliebtheit, sanften Widerspruch. »Also, allein was die Kalorien angeht, ist eine Sportart wie Skilanglauf sicherlich besser«, entgegne ich. Sie aber schwört steif und fest, Yoga würde etwa 600 Kalorien pro Stunde verbrennen. Ich wäre begeistert, kann es aber nicht glauben. Leider habe ich recht. Was den Kalorienverbrauch allein angeht, ist Yoga kein Brüller. Je nach Körpergewicht verbraucht man etwa 150 bis 200 Kalorien pro Stunde. Joggen und Skilanglauf sind da natürlich wesentlich ergiebiger.

Aber es geht mir nicht primär darum, Fett zu verbrennen. Ich hätte sicherlich nichts dagegen (was für ein schöner Gedanke: Es brennt einfach so weg, das Fett!), aber ich habe mich mit meinen Formen leidlich angefreundet. Freundschaft ist ein sehr großes Wort, Akzeptanz trifft es wahrscheinlich besser.

Die immergleichen Kilos ab- und zuzunehmen ist auf Dauer ein zähes und wenig erfreuliches Geschäft. In meinem Fall sind die Kilos alte Bekannte, die immer mal wieder vorbeischauen. Eben mal weg, schon wieder im Land. Sie sind eben sehr anhänglich. Heimatverbunden. Aber was soll's, ich hatte ja genug Jahre, in denen ich mich an sie gewöhnen konnte.

Außerdem werden all die Kurven, die körpereigenen Gebirgslandschaften demnächst ja wunderbar straff sein. Ich kann es kaum erwarten! Ich will fit sein.

Mit Yoga. Durch Yoga. Fit, gelenkig, verjüngt und durchtrainiert. Dann darf der Speck auch bleiben. Straffer Speck ist besser als schwabbeliger Speck. Eine muss dem Speck ja noch Asyl gewähren. Er hat es heutzutage, wo alle Welt an seiner Abschaffung arbeitet, ohnehin schwer genug!

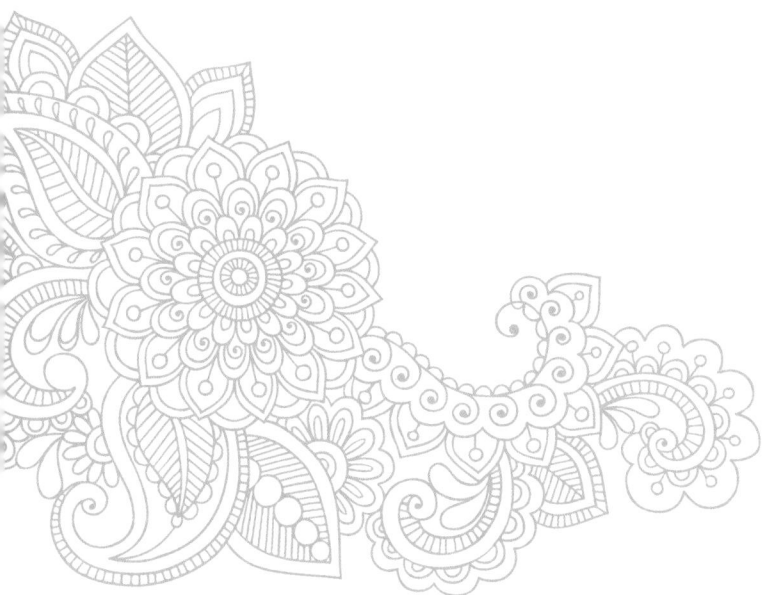

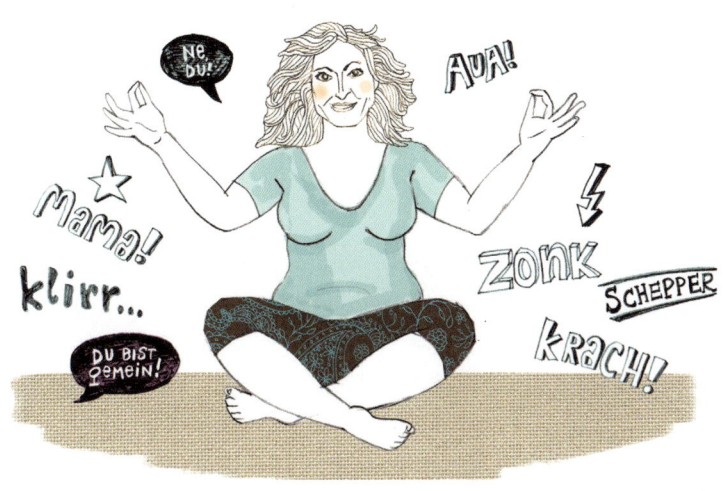

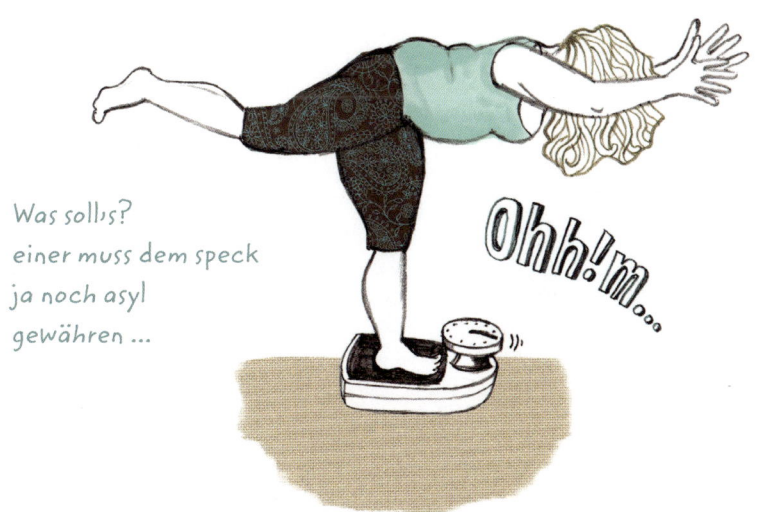

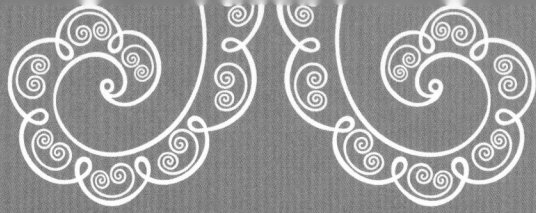

Woche 03

Yoga und der große schwarze Vogel
Demut, Stress und Lustlosigkeit

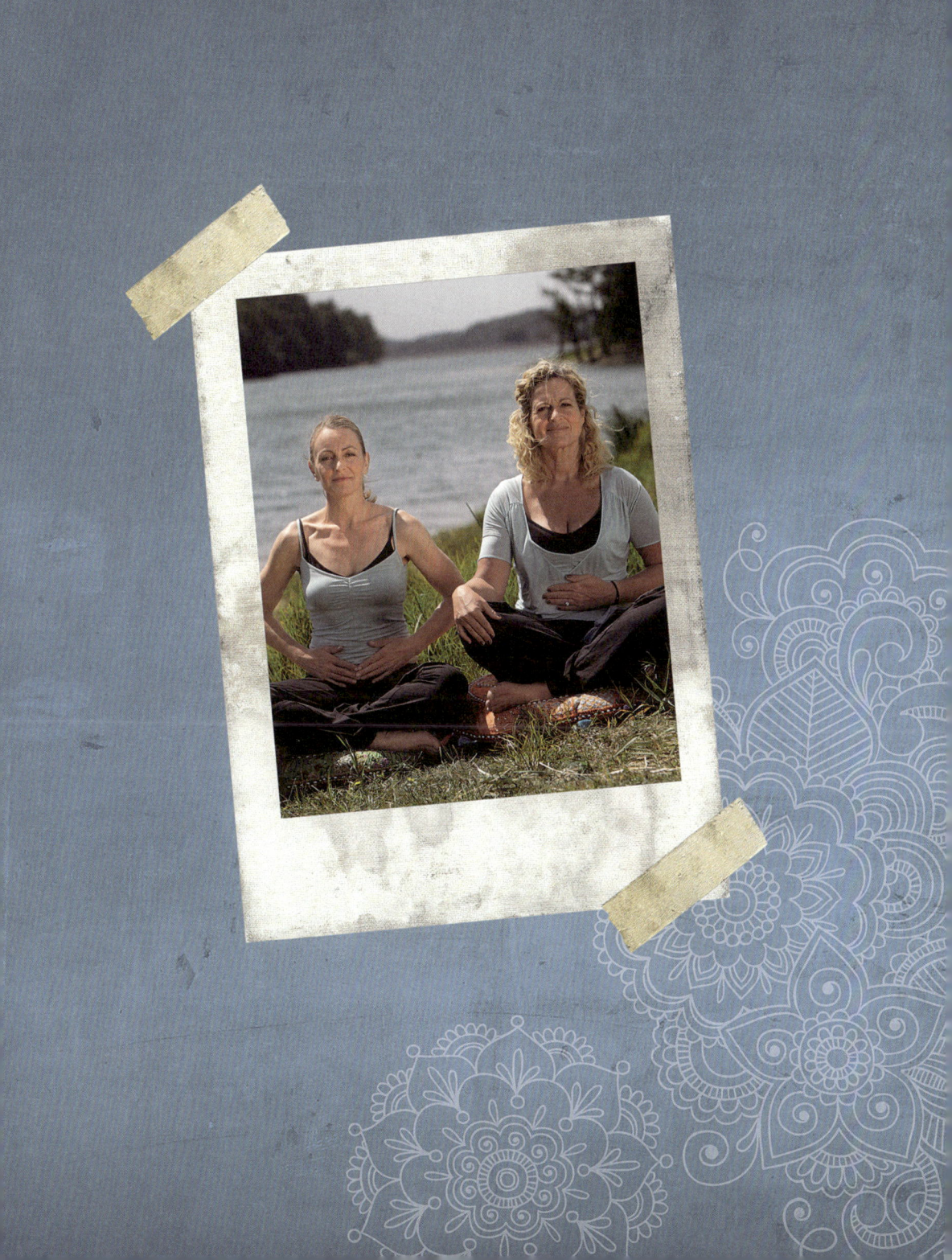

TAG 15
Zarte Kakasana im heimischen Wohnzimmer

Heute ist ein großer Tag. Meine Trainings-DVD bleibt in der Hülle, denn Gillian, genannt Gill, kommt. Gill ist eine Freundin, gebürtige Australierin, aufgewachsen in Kanada und, was für ein herrlicher Zufall, Yoga-Lehrerin. Ich habe Gill gebeten, mal mit mir zu üben und zu kontrollieren, ob ich es einigermaßen richtig mache. Nicht, dass sich falsch geübte Asanas in meinem Hirn festsetzen, ich sie nicht mehr rauskriege und meine guten Absichten damit ad absurdum führe. Obwohl man, wenn man achtsam ist und nichts macht, was wirklich schmerzt, eigentlich so viel nicht falsch machen kann.

Gill ist eine wunderbare Frau. Immer wie leicht gedopt. Lustig und gut gelaunt. Grundfreundlich und gelassen. Spielt da etwa auch Yoga eine Rolle oder sind es schlicht die Gene?

Ich bin ein bisschen ängstlich, hoffe, dass Gill nicht gleich völlig entsetzt ist von meiner Laiendarbietung. Ich strenge mich richtig an. Ich möchte eine Musterschülerin sein! Steckt tief in mir drinnen eine Streberin?

Gill beruhigt mich, sie habe schon »weitaus Schlimmeres« gesehen. Sie klingt wie ich damals in meiner Schulzeit, wenn ich mit einer Vier nach Hause kam. Ich habe immer sofort betont, dass es sogar noch eine Fünf und eine Sechs gab. Aber wie hat meine Mutter schon damals so schön gesagt: Nach unten ist immer Luft. Nach oben allerdings auch! Außerdem weiß ich, dass Lehrer gern Komplimente dieser Art machen. Schließlich sind sie Pädagogen. Ist ja auch motivierender, als zu sagen: So was Unbewegliches, da ist ja jeder Besenstiel biegsamer! Tut mir leid, das ist hoffnungslos! Sie können es direkt lassen, ich sehe nicht einen Hauch von Chance auf Verbesserung. Lassen Sie es einfach bleiben und gehen Sie zurück aufs Sofa!

Ich bin tief beeindruckt. Meine Lehrerin ist dermaßen biegsam und stark. Gill kann eine Übung, die ich fast so bewundere wie den Skorpion, die Krähe (Kakasana). Zu meiner Verteidigung muss gesagt werden: Gill hat auch wesentlich weniger Gewicht zu stemmen. Ich versuche es trotzdem und gehe vorschriftsmäßig in die Hocke, öffne die Beine, setze die Hände vor den Beinen auf und lehne mich nach vorn. Das Ziel: Der Körper hebt sich, nur auf die Arme gestützt, die Beine ruhen auf den Oberarmen. Mein Körper will sich partout nicht heben, und ich habe Angst, mich mit meinem Gewicht nach vorn zu lehnen und mit dem Kopf auf den Boden zu knallen. Wäre schön peinlich, wenn ich in die Notaufnahme käme, mit riesiger Stirnplatzwunde oder zerschmettertem Kinn und dann noch beichten müsste, dass ich mich beim Yoga verletzt habe. Klinikaufenthalt wegen eines Krähenunfalls!

»DIE KRÄHE KANN JEDER, DIE IST NICHT SCHWER«,
SAGT URSULA MIR ABENDS AM TELEFON. TOLL!
JEDER AUSSER MIR! DANKE, URSULA – SEHR AUFBAUEND.

TAG 16
Demutsmomente

Lese jeden Abend in meinen neuen Yoga-Büchern. Blättere und sehe mir Stellungen an, mit denen man sich ohne Weiteres beim chinesischen Staatszirkus bewerben könnte. Bin fasziniert. Wie machen diese Menschen das nur? Ist das tatsächlich gesund?
Wahrscheinlich ist nicht jeder Körper für diese Verrenkungen geschaffen. So wie nicht jeder ein absolutes Gehör hat oder hundert Prozent Sehkraft. Man muss sich im Leben auch mal bescheiden. Etwas, was mir schwerfällt. Aber genau

deshalb tut mir Yoga wahrscheinlich gut. Es spricht etwas in mir an, was ich normalerweise vernachlässige oder gar für nicht wichtig halte: Grenzen bei mir selbst zu akzeptieren. Zu sehen und zu lernen, dass manche Dinge Zeit brauchen. Viel Zeit. Yoga bringt mich dazu, abwarten zu können. Dem Körper die Zeit zu geben, die er nun mal braucht. Zu kapieren, dass Wollen und Druck allein nicht zum Erfolg führen.

ICH VERSUCHE ES WIRKLICH, WÜRDE ABER ZWISCHENDRIN SCHON MANCHMAL GERN SAGEN: MACH HIN, KÖRPER! DAS DAUERT MIR HIER ALLES ZU LANG!

TAG 17
Alkoholisierter Wackeldackel

Putze nur noch einbeinig Zähne. Balance ist nicht mein großes Talent. Balanceübungen gehören beim Yoga aber immer dazu. Es heißt, sie schulen Gleichgewichtssinn und Standfestigkeit. Damit scheint es bei mir nicht weit her zu sein. Lese in einem Artikel, dass Balanceübungen für Menschen mit aktivem Geist schwierig sein können. (Hmm, aktiver Geist klingt ja erst mal nicht schlecht.) Ich schwanke, als hätte ich schon das eine oder andere Glas intus. Dabei ist Alkohol nicht mein Ding. Und morgens schon gar nicht. Versuche mit geschlossenen Augen auf einem Bein zu stehen – unmöglich. Dabei ist es in meinem Badezimmer kein bisschen stürmisch. Ich könnte im nächsten Leben wahrscheinlich auch als Wackeldackel arbeiten … Finde es erstaunlich, dass mir ausgerechnet Balanceübungen so schwerfallen. Woran das wohl liegt? Bin ich insgesamt zu zappelig? Kann ich mich nicht gut genug konzentrieren? Was kann schon so schwer daran sein, auf einem Bein zu stehen? Machen Flamingos doch andauernd …

TAG 18
SAT-Zahnpflege

Habe eine neue DVD ausprobiert. Fat Free Yoga. »Fat Free« klang irgendwie gut, deshalb hatte ich die DVD bestellt.

Zu Beginn wird gesungen. Ein Mantra. Ich bin eine katastrophale Sängerin. Selbst wenn ich beim Autofahren ein bisschen vor mich hinsumme, schüttelt es meine Kinder. Vor Peinlichkeit. Trotzdem, man soll nicht so dogmatisch sein – ich gebe mein Bestes und stimme in das Mantra ein. Summe irgendwie vor mich hin, da ich den Text natürlich nicht kenne. Komme mir saublöd vor. Lächerlich. Aber das ist ja das Schöne an heimischen Wohnzimmern. Ich bin (jedenfalls am Vormittag) allein. Nur der Hund verlässt den Raum. Demonstrativ.

Immerhin: kein Knurren.

ONG
NAMO
GURU
DEV
NAMO

Ich habe nicht die leiseste Ahnung, was ich da singe. Die Frau in meiner DVD verrät es mir auch nicht.

Auch die Übungen sind so ganz anders als die bisherigen. Ich muss anders atmen – Feueratmung heißt das Zauberwort, Kapalabhati genannt.

Kapalabhati auf **www.yogaguide.at**: »schnelle Blasbalgatmung, auch Feueratmung genannt, wörtlich: ›leuchtender Schädel‹. Bei dieser Atemtechnik für
Fortgeschrittene wird langsam eingeatmet, und die Betonung liegt auf rhyth-
mischem, schnellem Ausatmen durch die Nase, bei gleichzeitig kraftvollem
Einziehen der Bauchdecke nach innen. Sie wird auch zur Vorbereitung auf die
Meditation eingesetzt. Achtung: Diese Atemübung sollte vorsichtig, langsam
und nur unter Anleitung durchgeführt werden. Wirkung: Reinigt die Atmungs-
organe und beseitigt Schleim in den Bronchien. Sehr kreislaufanregend.«

Außerdem muss man die einzelnen Positionen sehr lange halten. Beim Einatmen
soll ich »Sat« denken, beim Ausatmen mit geschlossenen Augen den Blick zu
den Augenbrauen heben und »Nam« denken. Es fällt mir schwer. Bei Sat denke
ich an 3-Sat und Sat 1. Hat sicherlich nicht den gewünschten Effekt! Sat bedeutet »Wahrheit« und Nam »Identität«. Die Sat-Nam-Atmung ist also so was wie
die Suche nach der wahren Identität. Hmmmmm. Ich fühle mich nicht wohl.
Finde, dass man mit diesem Anspruch seinem Atem vielleicht ein bisschen zu
viel auf einmal abverlangt.
Nach meiner Kundalini-Yoga-Session google ich meinen »Gesang«.
Ong Namo Guru Dev Namo. Frei übersetzt bedeutet der Satz: »Begrüße
die kosmische Energie und den erhabenen Weg vom Dunkel zum Licht.«

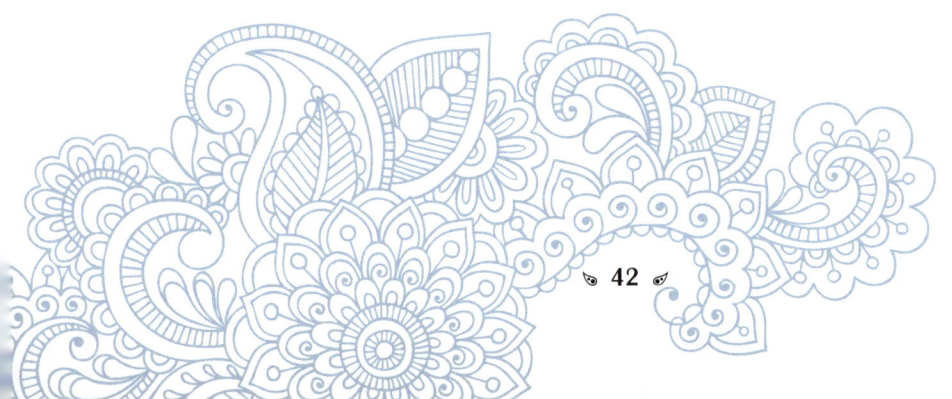

Das alles mag für manche Menschen Sinn machen, ist mir aber definitiv zu spirituell. Ich will nicht despektierlich klingen, aber ich bin nicht aus der Kirche ausgetreten, um nun eine Ersatzreligion zu finden. Ich weiß, dass Spiritualität und Religion zwei verschiedene Dinge sind. Ich suche allerdings auch nicht nach meiner Identität. Mit 48 Jahren sollte man darüber ungefähr Bescheid wissen. Und der erhabene Weg vom Dunkel zum Licht, kosmische Energie – das ist ein Vokabular, an das ich mich nur schwer gewöhnen kann. Da wird mir gelinde gesagt ganz anders.

Keine Frage: Jeder, wie er mag. Es gibt sicher Menschen, die genau so etwas wollen. Mehr als nur körperliche Ertüchti-

Warum man das Mantra zu Beginn der Kundalini-Yoga-Stunde singt – hier findet sich eine Erklärung:

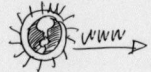 www

http://www.gongmeditation.de/ erklarung-von-ong-namo-guru-dev-namo/ Ein langbärtiger Guru sitzt mit geschlossenen Augen da und mantrat vor sich hin.

gung. Ich respektiere das selbstverständlich. Finde das insgeheim sogar sehr bewundernswert. Die Suche nach dem großen Ganzen. Aber: Ich gehöre, wenigstens bisher, nicht dazu.

Trotzdem: Als ich nachmittags mal wieder beim Zahnarzt bin, atme ich, während ich auf dem Höllenstuhl sitze, bewusst ein und aus (durch die Nase – der Mund ist sowieso anderweitig beschäftigt) und denke mir Sat-Nam-Sat-Nam. Einfach so, nicht aus Identitätssuchgründen, sondern nur, um mich abzulenken. Von Bohrergeräuschen und anderen Grässlichkeiten. Ich hasse Zahnarztbesuche! Es klappt. Und als ich endlich fertig bin, habe ich tatsächlich das Gefühl, vom Dunklen ins Licht zu kommen …

TAG 19
Fuck Yoga-Dog-Cat-Fish-Cobra
Ihr könnt mich mal!

Bin zutiefst frustriert.

Bisher dachte ich, es geht stramm vorwärts. Ich hatte das Gefühl, beweglicher zu sein und mit jedem Training irgendwie besser zu werden.

Heute lehrt mich Yoga Demut. Ich wackle in fast jeder aufrechten Stellung, selbst beim Geradestehen, meine Beine zittern und mein linker Oberarm schmerzt. Hat mein Körper begriffen, dass ich es ernst meine? Wehrt er sich? Was soll das? Ich bin heute sehr steif (noch steifer als sonst, das will was heißen!) und ungelenk und falle bei manchen Übungen fast um. Ich will mich am liebsten flach auf den Boden legen und nicht ein einziges Körperteil mehr bewegen. Spinnt mein Körper? Erst diese Fortschritte und nun das? War es das jetzt? Sind meine Kapazitäten erreicht?

Gill, meine Lehrerin, tröstet mich. Das ist ganz normal, deine Muskeln sind müde. Erschöpft. Das kann passieren. Du machst erst zweieinhalb Wochen Yoga, da darf man nicht erwarten, alles zu können.

Das kann ja alles sein, aber es macht mir schlechte Laune. Ich habe insgeheim gedacht, es wird weiterhin täglich besser gehen. Aber Yoga-Erfolge scheinen nicht linear zu sein. Das heute ist ein ziemlicher Rückschritt. Skorpion und Krähe erscheinen unerreichbar. Etwa so möglich wie ein Date mit George Clooney, ein Besuch bei der Queen auf eine Tasse Tee oder ein Flug zum Mars. Bin richtig sauer und lade mir das passende Lästervideo

Kindisch, aber tröstlich:
http://www.yogadork.com/
news/er-fuck-yoga-the-
rap-video/

runter. Zwei kleine Rapper, die sich auf Yoga-Matten fläzen und sehr oft Fuck Yoga singen.

Telefoniere mit einem Yoga-Fast-Profi und jammere ihm die Ohren voll. »Das ist normal, es geht nicht um Können. Man übt nicht jeden Tag auf dieselbe Art Yoga – das ist die Übung«, antwortet er mir.

Das ist für mich keine Übung, sondern ziemlich ärgerlich. Ehrgeiz scheint nicht der Schlüssel zum Yoga zu sein. Vielleicht muss ich »ehrgeizig« gegen »ambitioniert« eintauschen. Ich muss mir Zeit lassen. Geduldig werden. Gelassen sein. Mir selbst nicht so einen Druck machen. Atmen und einfach weiter üben!

Angeblich kann man mit Willenskraft alles erreichen. Man muss es nur wirklich wollen. Ich will die Krähe können – aber sie will nicht! Wie gemein von der Krähe! Mistvogel!

Unter uns: Ich glaube nicht an die »Man kann alles, wenn man nur will«-Botschaft, die heutzutage sehr gern in dubiosen Motivationsratgebern verbreitet wird. Man kann einiges erreichen, wenn man sehr will und sich anstrengt und etwas dafür tut. Aber jeder kann eben nicht alles. Das ist betrüblich, aber ein Fakt. Auch wenn man etwas wahnsinnig gern will. Ich kann nicht Pilotin werden, weil ich neun Dioptrien habe, mit anderen Worten: extrem kurzsichtig bin. (Ein Maulwurf könnte bei mir Blindenhund sein!) Pilotin, das wird nix, egal, wie doll ich es will. Und ich hätte wirklich gern eine Fluglizenz! (Und nicht nur, weil mir Pilotenbrillen sehr gut stehen.) Ich kann keine Neurochirurgin werden, da ich nicht Medizin studiert habe. Ich kann kein Top-Model sein, hier gibt es unglaubliche viele Ausschlusskriterien. Gut, dass ich es auch gar nicht will.

Aber die Krähe ist machbar, da bin ich mir sicher. Egal, wie weit weg von mir sie heute flattert.

ICH KRIEG DICH, DU KLEINER SCHWARZER VOGEL!

TAG 20
»Habbe Sie abgenomme?«

Tolles Erlebnis beim Einkaufen. An der Kasse fragt mich die Kassiererin: »Habbe Sie abgenomme?« Es gibt, bizarrerweise, kaum einen Satz, der Frauen mehr erfreut. Das ist bescheuert, aber ich kann mich auch nicht völlig davon befreien. »Ich mache neuerdings Yoga, vielleicht deshalb!«, antworte ich. Sie schaut erstaunt. Genauso wie ich vor wenigen Wochen auch geguckt hätte, wenn mir jemand diese Antwort gegeben hätte.

Zu Hause stelle ich mich mal wieder auf die Waage. Ich habe tatsächlich abgenommen. Ungefähr drei oder vier Kilo. So genau kann ich es gar nicht sagen, da ich mich selten wiege. Drei Kilo, nicht die Welt in meiner Gewichtsklasse – aber mal abgesehen von schnöden Zahlen: Irgendwas passiert mit meinem Körper. Ich merke es selbst. Sollte Ursula recht haben? Verändert sich meine Figur? Ich beschließe, mich mal gründlich zu vermessen, denn ich denke, dass die reine Kiloangabe nicht viel aussagt. Wenn Yoga den Körper verändert, sollte das ja messbar sein.

Ich verstecke die aufgeschriebenen Werte (Enorme Zahlen! Fast alle sind leider dreistellig! Nein, die Waden und Oberarme zum Glück nicht …) und werde versuchen, sie sofort zu verdrängen. Sie sind erschreckend.

Ich recherchiere im Netz. Ein wichtiger Faktor, unumstritten beim Thema Gewicht, ist der Cortisollevel. Cortisol ist ein Stresshormon. Ein erhöhter Wert ist der Figur nicht zuträglich. Putscht den Insulinspiegel, der dann für Heißhunger sorgt. Böses Cortisol! Man wird gierig. Gierig nach Süßkram.

Udo Pollmer (Lebensmittelchemiker und Fachbuchautor zum Thema Ernährung) in der Schweizer Weltwoche: »In Wahrheit hat auch der Kummerspeck vor allem mit den Hormonen zu tun. Wenn wir Angst, Stress oder Verzweiflung ausgesetzt sind, steigt der Cortisolspiegel im Blut. Dadurch erhält der Organismus mehr ›Power‹ für Situationen wie Flucht oder Kampf.

Doch daneben gibt es noch eine weitere Folge: Cortisol macht dick. Verordnet man das Hormon als Medikament in Form von Cortison gegen Allergien und Rheuma, kommt es zur Fettsucht, zu ›Bierbauch‹ und ›Mondgesicht‹. Aus diesen Gründen ist Cortisol einer der Hauptverdächtigen bei der Entstehung von Fettleibigkeit.«

Aus: Über Gewicht. »Die Weltwoche«, Ausgabe 42/ 2005

Yoga reduziert (Das ist durch zahlreiche Studien belegt!) unbestritten den Stresslevel. Und pegelt damit den Cortisollevel aus. Ziemlich nett von Yoga! Was für ein herrlicher Nebeneffekt! Lieber Yoga als Speckrand und Bierbauch! Stress, mach die Flatter!
Jetzt, wo ich seit Längerem mal wieder über Essen und Abnehmen nachdenke, fällt mir auf, dass ich seit einiger Zeit keine Süßigkeiten mehr esse. Überhaupt kaum Zucker. Vielleicht weil ich einen niedrigeren Cortisollevel habe? So oder so – schaden kann es ja nicht. Werde mal ein bisschen darauf achten!

TAG 21
Gute Gesellschaft

Bin in Kassel beim Hessischen Rundfunk. Hier wird die Sendung »Straßenstars« produziert, in der ich ab und an mitmache. Ich liebe diese kleine Sendung und freue mich jedes Mal, dabei zu sein. Die netten Maskenbildnerinnen loben mein Aussehen. Ich erzähle, dass ich seit knapp drei Wochen Yoga mache. Annette, eine der beiden, übt schon seit Jahren Yoga. Wir schwärmen ein bisschen. Aber nicht nur Annette und ich praktizieren Yoga. Yoga ist zur Massenbewegung geworden. Yoga ist in. Es ist fast leichter, die aufzuzählen, die kein Yoga machen. Unter den aktiven Yogis sind illustre Namen: Orlando Bloom, Meredith von Grey's Anatomy, Ellen Pompeo, Jessica Biel, Natalie Portman, Reese Witherspoon, Cameron Diaz, Gwyneth Paltrow, Meg Ryan, Halle Berry, Sting, Maria Furtwängler … um nur einige zu nennen.
Ich denke, wenn es so viele Menschen so begeistert tun, wird das einen Grund haben. Sollte es diesen Grund wirklich geben, ich bin ihm auf der Spur …
Gehe seit Neustem auch wieder regelmäßig joggen. Oder auf den Crosstrainer. Wenn das Wetter zu eklig ist, renne ich nicht gern draußen. Yoga ist für die Beweglichkeit, für Kraft, Balance und Koordination – den Rest mache ich für die Ausdauer. Ich gehe, weil ich Lust darauf habe. Dass ich Lust darauf habe, erstaunt mich, aber solange der Spaß anhält, werde ich es tun.

ICH WERDE »DEUTSCHLANDS NEXT TOP FIT MOPPEL!«
BIEGSAM UND TRAINIERT. MISS FITSPECK!

Wäre schön peinlich,
wenn ich beichten müsste:
Ich habe mich beim
Yoga verletzt ...

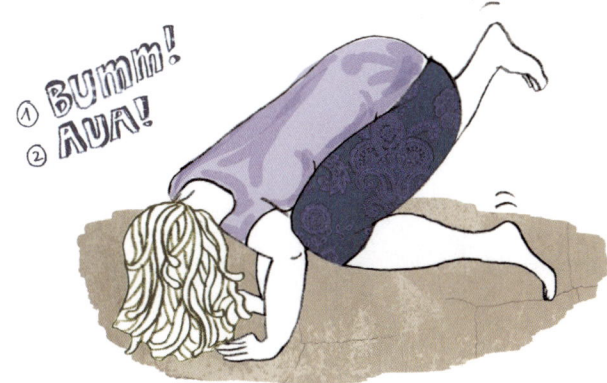

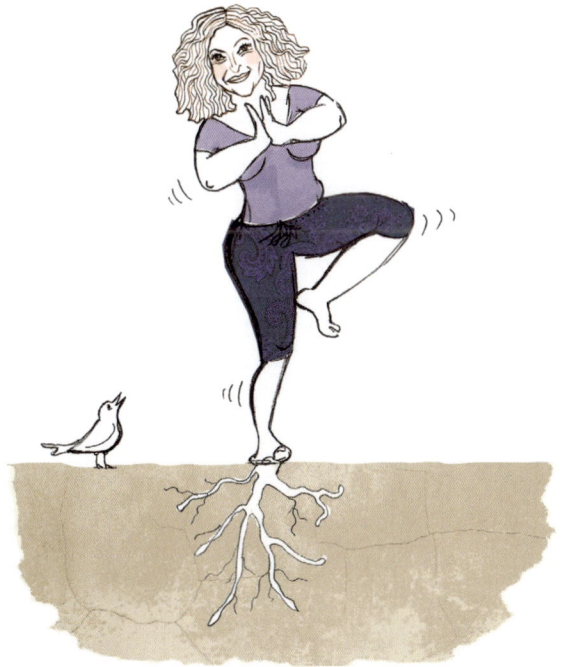

Der Baum
in der Variante
»Zitterpappel«.

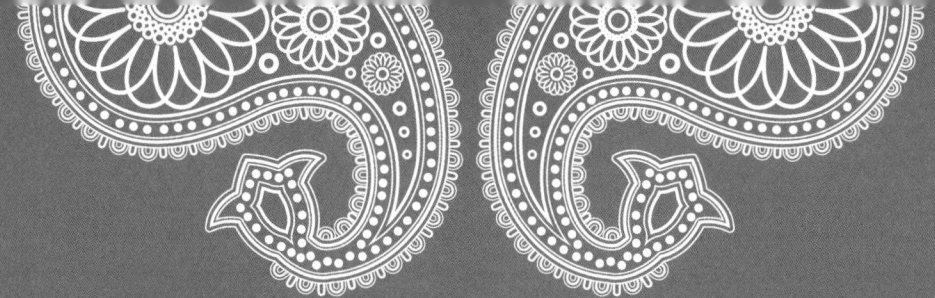

Woche 04

Yoga, der Ernährungscoach?

Currywurst, Gemüsebegierden und das offene Herz

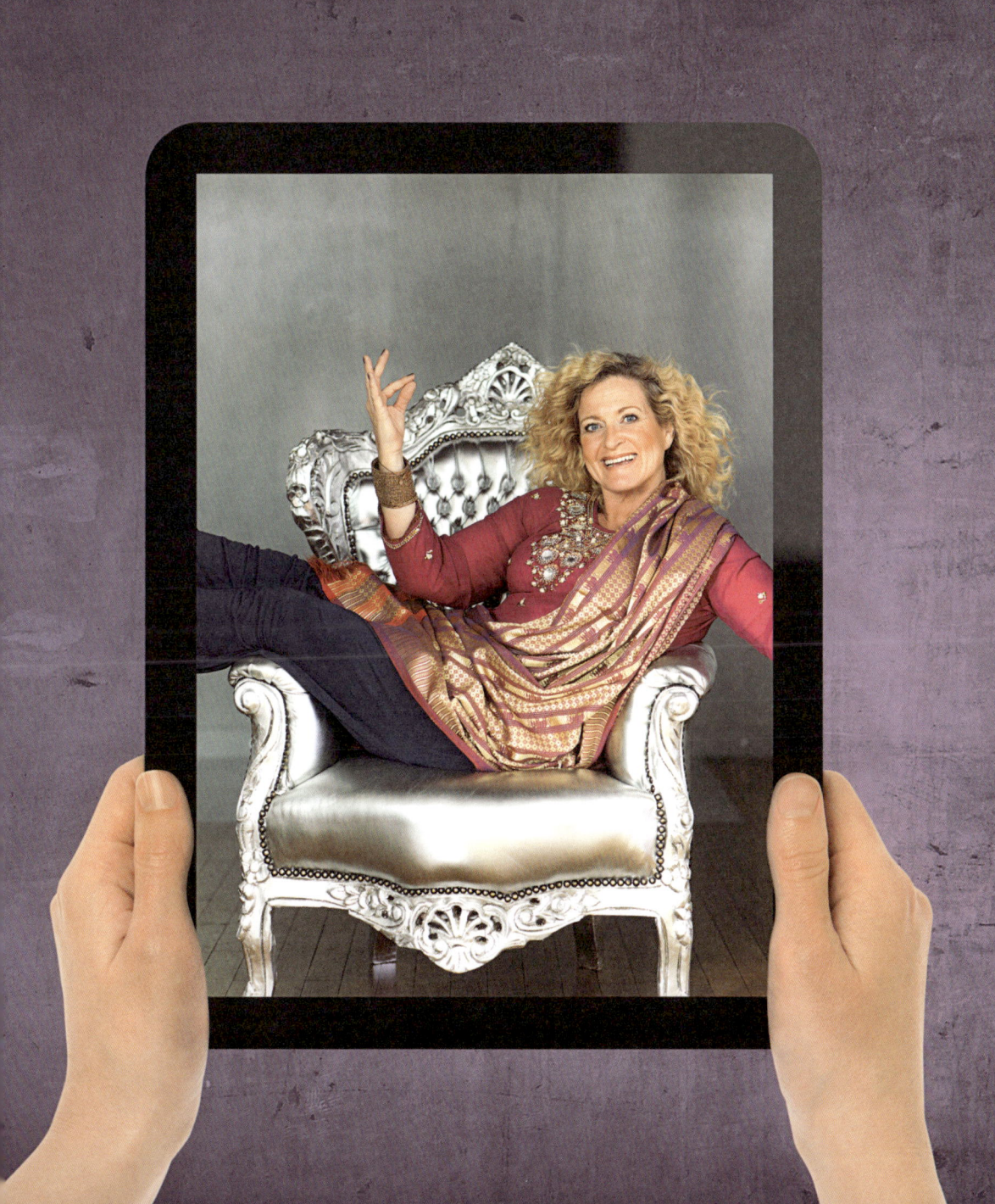

TAG 22
Sektenhotel

Ich muss in Kassel übernachten und wollte keine »Da kann ich ja schlecht Yoga machen!«-Ausrede haben. Also habe ich mir auf meinen iPad einen Podcast aus dem Internet geladen. Einen Yoga-Podcast. Ein kleines Filmchen. Eine 20-minütige Übungsfolge. Sogar die Yoga-Matte habe ich dabei.

Statt zum Frühstück zu gehen, rolle ich meine Matte im Hotelzimmer aus und starte den Vorturnfilm. Ich komme mir direkt sehr heroisch vor. Yoga statt Brötchen, wie untypisch für mich! Und wie gesund! Turnen statt Kohlenhydrate! Würde am liebsten direkt schon vor dem Üben mehrere Freundinnen anrufen, um ihnen von meinem heldenhaften Vorhaben zu erzählen. Bin selbst ganz begeistert von mir.

Das Video beginnt, und ich bin entsetzt. Ich hätte es mir besser vorab mal angeschaut. Es scheint sich um ein besonderes Yoga-Programm zu handeln. Eins, bei dem andauernd gesungen wird. Man nennt es aber nicht singen, sondern chanten. Es wird gechantet. Der Gedanke, was andere denken könnten, wenn sie diese Geräusche aus meinem Zimmer hören, macht mir Sorgen. Normalerweise gebe ich nicht mehr viel darauf, was andere von mir denken. Das habe ich mir im Laufe der Jahre abgewöhnt. Dafür habe ich in meinem Leben schon zu viele Gehässigkeiten über mich gehört. Man erspart sich jede Menge Stress und bittere Falten um den Mund herum, wenn man all das nicht zu ernst nimmt. Außerdem habe ich begriffen, dass es nahezu unmöglich ist, von allen gemocht zu werden. Dass man nicht mehr so abhängig ist von der Meinung anderer, ist ein großer Vorteil des Alters.

Bei der Tonkulisse um mich herum könnte man vermuten, in meinem kleinen Kasseler Hotelzimmer fände ein Sektentreffen statt. Peinlich. Ich drehe den Ton runter und versuche, den Übungen ohne Anleitung zu folgen. Ich schaffe es

nicht. Versuche, aus dem Kopf ein paar Sonnengrüße hinzubekommen. Ziemlich hilflose Vorstellung meinerseits. Gebe ziemlich schnell auf und lege mich in die Totenstellung. Shavasana geht immer. Die Übung kann ich immerhin auswendig. Ich tröste mich damit, dass der Wille da war! Und Shavasana ist ja auch Yoga. Inzwischen genieße ich die Entspannung sogar hemmungslos ohne vorherige Anspannung. Man muss auch gönnen können – das gilt fürs Miteinander, aber auch für einen selbst. Das vergisst man leider oft. Nett und gut mit sich selbst umzugehen. Wer sich mag, kann auch leichter andere mögen. Sich mit sich selbst anzufreunden und freundlich mit sich umzugehen ist, so glaube ich wenigstens, ein Schlüssel für ein schöneres und entspannteres Leben.
Habe ich das gerade geschrieben? Ist das die Wende zu einem neuen Leben? OM!

TAG 23
Hund will Veggie essen

Eine große Zahl von Yogis sind Vegetarier. Yoga und Vegetarismus gehören zusammen wie Fisch und Wasser, argumentieren viele.
Dummerweise mag ich Fleisch. Ich esse nicht besonders viel davon und achte (jedenfalls meistens) auf die Qualität. Aber der Gedanke, nie mehr ein schönes saftiges Steak zu essen, macht mich sehr traurig. Ich bin wahrscheinlich nicht zur Vegetarierin geboren. Ich brauche nicht täglich ein Stück Fleisch, aber ab und an muss es einfach sein. Bilde ich mir jedenfalls ein. Darf ich trotzdem Yogi sein? Oder ist das sofort ein Ausschlusskriterium? Ist Yoga so dogmatisch? So streng? Gehört zum Yoga auch ein gewisser Verhaltenskodex? Friedlichkeit, Achtsamkeit, Gewaltlosigkeit, Sensibilität und eben auch Vegetarismus? Das ist es, was mich immer ein bisschen abgeschreckt hat. Vom Yoga.

Ich mag die Übungen, aber daraus gleich eine gesamte Lebenshaltung abzuleiten, finde ich etwas verstörend und irgendwie auch zu viel verlangt. Stöbert man in Internetforen, trifft man auf jede Menge Hard-Core-Yogis, die sich sehr abwertend über die auslassen, die einfach nur Yoga-Übungen machen. So wie eine normale Gymnastik. Das hat mich verwundert. Man sollte doch erwarten, dass gerade die wahren Yogis so viel Toleranz haben, dass sie es aushalten, wenn andere Menschen sich vom Yoga nur nehmen, was sie wollen. Wer vom Yoga überzeugt ist, muss doch schon den Einstieg anderer in die Welt der Asanas begrüßen – und wie wir alle wissen, kann ja aus so einem Anfang ganz schnell mehr werden. Ich denke, es ist ähnlich wie mit Kindern, die keinen Spaß am Lesen haben. Man ist irgendwann schon froh, wenn sie mal einen Comic in die Hand nehmen, und hofft natürlich, dass das der Einstieg in die große Welt der Literatur ist.

Lese in einer Yoga-Zeitschrift einen großen Artikel über Vegetarismus und Yoga. Wie gut die beiden zusammenpassen. Auch vegane Ernährung wird angepriesen. Kein Fleisch könnte ich mir noch vorstellen, aber keine Eier, keine Milchprodukte – nein, das geht mir mit Sicherheit zu weit. Wenn jemand das für sich entscheidet und durchzieht – Hut ab! Aber leider ohne mich. Mein Yoga muss ab und an ein Scheibchen Wurst oder Fleisch aushalten! Auch mal ein Ei oder zwei. Wie heißt es so schön: Die Liebe ist ein Kind der Freiheit. Warum kann das nicht auch für die zum Yoga gelten?

SORRY, YOGA, DU UND ICH, WIR SIND IMMER NOCH ZWEI.

TAG 24
Kobra verlangt nach Spezialfutter

Ein Wunder ist passiert: Ich esse wesentlich weniger. Und noch dazu anders. Beim Einkaufen zieht es mich wie magisch ins Obst- und Gemüselädchen. Ich könnte stundenlang hier einkaufen. Gerate geradezu in einen Kaufrausch, so wie früher in schönen Schuhgeschäften. Ist Gemüse der Schuh des Alters für mich?

Mein Körper hat Lust auf Gesundes. Ohne dass ich ihn dazu zwinge. Er will Obst. Und Gemüse. Er giert nach Quark. Ich esse täglich ungefähr ein Pfund Quark. Manchmal auch zwei Pfund. Wie klug von meinem Körper. Man nennt das: somatische Intelligenz. Der Körper zeigt, was er braucht. Viele Sportler kennen das Phänomen. Extreme Ausdauersportler berichten von Nudelheißhunger. Wenn einer rennt, als ginge es um sein Leben, benötigt der Körper Kohlenhydrate. Gute Kohlenhydrate, die die Energiespeicher auffüllen. Mein Körper scheint Vitamine zu wollen. Ballaststoffe und viel Eiweiß.

Jetzt, wo ich darüber nachdenke, wird mir noch mal klar: Ich habe seit vielen Tagen keine Süßigkeiten gegessen. Auch kein Fastfood. Keinen Burger, keine Pommes. Keine fettigen Schnitzel, keine Puddingstückchen – nichts dergleichen. Aber nicht aus Zwang, weil es mir jemand oder irgendeine Diät vorgeschrieben hat, sondern freiwillig. Ich, als ein Top-Moppel der Nation, habe lange genug Diät gehalten. Wenn man all die Versuche zusammenrechnet, ergeben sich wahrscheinlich Jahre. Jahre, die teilweise ganz schön quälend waren. Jahre, in denen ich oft genug nachts noch an den Kühlschrank geschlichen bin. Ich kenne das ewige Hin und Her, bin quasi die beste Freundin vom bekannten Jo-Jo-Effekt – und schon deshalb das Ganze so was von leid. Ich habe nach meinen letzten Versuchen, doch noch mal richtig schlank zu werden, beschlossen, ein normales und vernünftiges Verhältnis zu meinem Körper und meiner Figur zu entwickeln. Etwas, was mir nicht leichtfiel. Aber nach all meinen Versuchen mit diversen Diäten hatte ich eine Art Erkenntnisgewinn: Es bringt mir nichts, immerzu von vorn zu beginnen. Auf und ab – immer wieder! Das macht einen auf Dauer sehr unzufrieden. Und heißt es nicht auch, man werde aus Erfahrung klug? Ich habe jedenfalls beschlossen: Ich esse, wenn ich Hunger habe. Ich esse, worauf ich Hunger habe. Ich höre auf, wenn ich satt bin. Das hört sich nicht gerade nach bahnbrechenden Erkenntnissen an, aber wenn man wie ich jahrelang in einer Dauerschleife Diät-Essen-Diät-Essen festgesteckt hat, ist es eine. Momentan läuft dieses bewusstere Essen wunderbar. Ich bin nicht mehr so leicht verführbar. Stopfe (fast!) nichts mehr einfach so nebenher in mich rein. Nur weil ich an einer Bäckerei vorbeilaufe, muss ich nicht hineingehen und etwas kaufen. Egal, wie gut es riecht. Selbst wenn es frischer Streuselkuchen ist. Oder: Nur weil eine Freundin noch einen schönen saftigen Kreppel (Berliner) in der Tasche hat, muss ich ihn nicht haben. Auch wenn sie ihn übrig hat. Ich verkneife mir nichts. Alles, was ich wirklich möchte, erlaube ich mir. Aber eben nur das. Nichts, was mir nur eben mal zuwinkt! Auch das Einfach-so-Reinfuttern aus Langeweile oder Frust lasse ich.

Das Verrückte: Ich habe im Moment schlicht keine Fressanfälle. Keinen Heißhunger. Ich kontrolliere mich nicht und esse trotzdem kontrollierter. Kann das der Schlüssel sein? Muss man einfach nur aufhören, sich wie manisch mit diesem Thema zu beschäftigen? Ist die permanente Kontrolle vielleicht kontraproduktiv? Ich bin nicht so aufs Essen beziehungsweise Nicht-Essen fixiert. Lasse meinen Körper entscheiden, wann und was er gern hätte. Höre auf, wenn ich satt bin.

Hat das mit meinem Yoga zu tun?

Ist Yoga nebenher noch so etwas wie ein Navigationsgerät für schlaue Ernährung? »Bitte biegen Sie rechts zum Kühlregal ab und nehmen Sie Quark. Folgen Sie der Straße zum Gemüseladen und kaufen Sie Salat!«

Yoga: Ein GPS im Dschungel der Ernährungsfallen? Es sieht fast so aus.

Danke, Yoga.

TAG 25
Löwengesicht

Lese einen Artikel über Gesichts-Yoga. Glenn Close, die amerikanische Schauspielerin (*Eine verhängnisvolle Affäre, 101 Dalmatiner ...*) macht seit Jahren Gesichts-Yoga. Angeblich, anstatt Botox zu spritzen. Sie verzieht ihr Gesicht und behauptet, dadurch langsamer zu altern. Allein durch die tägliche Gesichts-Yoga-Praxis! Schaue mir auf YouTube ein Video mit Gesichts-Yoga an. Alle 26 Gesichtsmuskeln sollen damit trainiert werden. Es ist ein kunterbuntes Fratzenschneiden. Etwas, wofür man früher von seinen Eltern streng abgemahnt wurde.

Ohne despektierlich sein zu wollen: Es sieht ein bisschen aus wie jemand mit Tourette-Syndrom. Und es fallen Worte wie Trockenpflaume! So möchte man ja eigentlich nicht aussehen ... Scheint gewöhnungsbedürftig zu sein. Beschließe aber, einmal Gesichts-Yoga zu machen. Natürlich keinesfalls in der Öffentlichkeit. Es gibt Dinge, die muss nicht jeder sehen. Wenn es Botox erspart, sollte man ihm allerdings eine Chance geben. Wäre ja die wesentlich preiswertere Lösung.

Hier zum schnellen Nachmachen, der Löwe: Augen nach oben rollen, Blick auf den Punkt zwischen den Augenbrauen, Mund öffnen, Zunge raus und dazu brüllen.

Als ich die Übung probiere, kommt mein Sohn erschrocken angerannt. »Alles okay bei dir?« Ja, alles okay. Mama ist nicht verrückt geworden. Es ist nur Gesichts-Yoga! Bitte einfach nicht hinschauen!

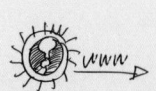

Gesichts-Yoga im Internet, zum Beispiel hier: http://www.youtube.com/watch?gl=DE&hl=de&v=rYdSQTpGSdE

TAG 26
Generationskonflikt

Ich gehöre definitiv nicht zur Zielgruppe von MTV, dem Musiksender. Schon lange nicht mehr. Als ich Zielgruppe gewesen wäre, gab es noch gar kein MTV. Warum nur habe ich mir dann eine Yoga-DVD von MTV gekauft? Wie konnte ich nur auf eine solche Schnapsidee kommen?

Eine blonde, sehr dynamische Frau begrüßt mich. Gemeinsam mit drei anderen wird sie mich durch ein Yoga-Programm »für alle« begleiten. Egal ob Anfänger oder Fortgeschrittene, erläutert sie. Uff. Da bin ich direkt ein bisschen beruhigt. Aber nur kurzfristig. Das Programm ist so schnell wie die Schnitte in Musikvideos. Nach zehn Minuten, in denen ich ständig hinterheryogae und kurz vor der Schnappatmung stehe, drücke ich zunächst auf Pause. Ich lege mich in Shavasana und atme eine Weile durch. Ich spule vor und hoffe, das Schlimmste ist vorbei. Leider nicht. Ich liege noch eine Weile in Shavasana und gestehe mir ein, dass ich das nicht – oder vielleicht noch nicht – schaffe, und dann hole ich mir Ursula zurück auf meinen Bildschirm. Auch bei ihr wird nicht rumgetrödelt, aber wenn man sich anstrengt, kann man gut mithalten. Wie heißt es so schön: Man muss seine Grenzen akzeptieren.

ICH WERDE DIE DVD VERSCHENKEN. ODER ERST MAL NACH GANZ HINTEN INS REGAL RÄUMEN. ICH KENNE MEINE GRENZEN. JEDENFALLS IN DIESEM FALL.

TAG 27
Herzöffner

Heute ist Gill-Tag. Training mit Fachpersonal. Gill ist überrascht, weil ich Rückbeugen gut kann. Meinen Körper nach hinten zu biegen ist für mich kein großes Problem. Also dieses: Einfach aus dem Stand mit durchgedrückten Beinen (nicht in die Knie gehen!) nach hinten biegen. »You are so flexible!«, staunt Gill, und ich bin stolz wie eine Grundschülerin über ihre erste Eins. Hurra! Komplimente sind etwas Herrliches. In meinem Alter noch mal mehr. Je seltener man sie hört, umso beglückender sind sie.

Eigentlich schade, dass sich Menschen so selten Komplimente machen. Sie kosten nichts und erfreuen sehr. Werde ab sofort alles Nette, was ich über andere denke, auch laut sagen. Schadet ja nicht und macht das Leben so viel angenehmer. Komplimente sind eine Art soziales Schmiermittel und komplett unterschätzt. Also immer raus damit!

(ÜBRIGENS RICHTIG NETT, DASS SIE MEIN BUCH LESEN!)

Rückbeugen sind laut meiner Trainerin Herzöffner – ich finde, das wirft endlich mal ein gutes Licht auf mich! Leider ist das Können dieser Übungen nicht etwa das Ergebnis strengen disziplinierten Trainings, sondern einfach Veranlagung. Manche können sich gut zurückbeugen, manche eher nach vorn, jeder hat so seine Talente. Und ob man mit Rückbeugen tatsächlich sein Herz öffnet – hmm, das erscheint mir dann doch wieder sehr weit hergeholt. Aber es klingt wunderschön!

TAG 28
Yoga-Messe

Heute ist Ausflugstag. Meine beste Freundin Conny und ich fahren zur Yoga-Messe nach Köln. Ich erhoffe mir neue Eindrücke und fantastische Shoppingmöglichkeiten. Ein paar hübsche Klamotten, eine stylishe Matte, Impulse fürs Training, einen Überblick über die vielfältige Welt des Yoga.

Wir fahren 180 Kilometer bis nach Köln Hürth. Ins Gewerbegebiet. Eine sehr triste Gegend. RTL produziert hier einige Sendungen – kein Wunder, dass sie so viel Comedy machen, ohne Humor kann man diese Gegend schwer ertragen. Wer hier täglich arbeiten muss, sollte eine Zulage bekommen.

Der Besuch der Messe kostet zwölf Euro Eintritt. Mit unseren Presseausweisen kommen wir umsonst rein. Wie nett. Dazu gibt es sogar noch einen Gutschein fürs Mittagessen im Wert von neun Euro. Sehr erfreulich, denken wir. Eine warme Mahlzeit und noch dazu umsonst, das ist ja eigentlich immer eine feine Sache.

Die Messe selbst ist, gelinde gesagt, enttäuschend. Ich hatte mir eine Vielfalt an Angeboten versprochen. Millionen Menschen machen mittlerweile Yoga, da sollte man doch denken, dass mehr als 16 Anbieter auf einer solchen Messe ausstellen. Innerhalb von zehn Minuten haben meine Freundin und ich das Angebot gecheckt. Zwei nette Bekleidungsfirmen – ansonsten nichts Aufregendes. Yoga hat so viele Stile, so viele Facetten – wo verstecken die sich? Da ist ja die Sanitärmesse in Frankfurt spannender (die im Volksmund »Interklo« genannt wird), und das will wirklich was heißen.

Wir fragen nach. »In München war viel mehr los!«, bekommen wir als Antwort. Schade. Die Messe ist eine Art einziger Rohkoststand – auch menschlich gesehen. Keinerlei Glamour weit und breit. Alle machen einen sehr naturbelassenen Eindruck. Die viel gepriesene Yoga-Vielfalt will sich hier nicht zeigen.

Man möchte spontan Peyman Amin und Boris Entrup von Germany's next Topmodel anrufen, um ein bisschen Farbe in das Ganze zu bringen. Alles wirkt irgendwie grau und trist.

»Dann essen wir halt mal was!«, schlage ich vor. Unser (immerhin kostenloses) Menü besteht aus weißem Reis, zerkochtem Matschgemüse, Gemüsebällchen, einer Art Köfte, und abgedeckt ist das Ganze mit einem Papadam (einem dünnen frittierten Fladen aus Linsenmehl). Ich esse nicht auf. Wer mich kennt, weiß, was das heißt. Auch auf den Kaffee hinterher muss ich gezwungenermaßen verzichten. Es gibt nur Getreidekaffee! Ich habe kein Problem damit, wenn Menschen lieber Getreidekaffee trinken. Aber ich werde nicht gern dazu gezwungen, Getreidekaffee zu trinken. Ich trinke Kaffee eben auch, weil er Koffein enthält. Wir entscheiden uns für eine Apfelschorle. Sie kommt aus einer Flasche vom Billigdiscounter. Passt das zu bewusstem Leben? Zu Getreidekaffee?

Der Ausflug war ein Reinfall. Jedenfalls was die Yoga-Erkenntnisse angeht. Vom Essen gar nicht zu reden. Aber ein Tag gemeinsam mit der besten Freundin ist selbst in Köln Hürth schön!

DANKE, CONSTANZE.

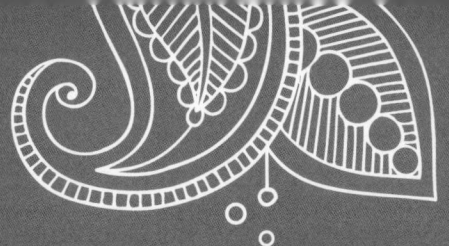

Woche 05

Sexy Yoga?!
Nackt, missionarisch und hemmungslos

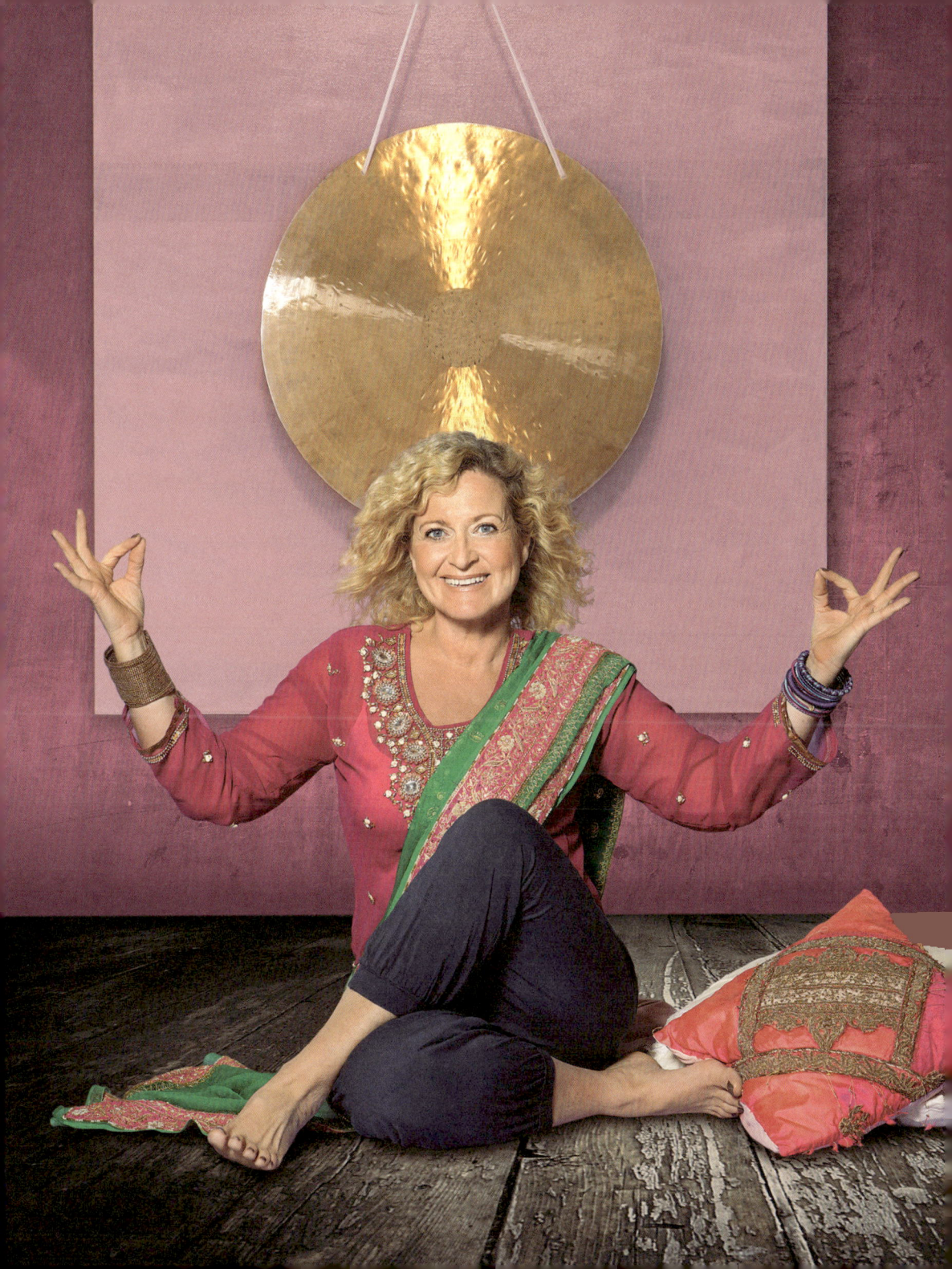

TAG 29
Missionars-Yoga

Meine Mutter und meine Schwester wollen mal mit mir Yoga machen. Okay, wollen ist vielleicht übertrieben, ich habe sie überredet. Ich schiebe Ursulas Power-Yoga-DVD ein und los geht's. Wir sitzen im Schneidersitz und atmen. Durch die Nase ein und aus, entspannt und mit geschlossenen Augen. Erstes Gelächter. »Das soll Sport sein? Wie öde!«

Ziemlich despektierlich, geht es mir durch den Kopf, bis mir einfällt, dass ich bei meinen ersten Versuchen ähnlich gedacht habe. Die beiden kichern vor sich hin, und ich versuche – ganz neue Yoga-Streberin, – die Augen geschlossen zu halten und zu atmen. Als es dann richtig zur Yoga-Sache geht, hat meine Mutter rasch keine Lust mehr. Es geht ihr dann doch alles viel zu schnell, sie kommt nicht so in die Vorbeugen wie die DVD-Yogis (Wer kommt das schon, Mama!) und beschließt nach einer knappen Viertelstunde, dass Yoga nichts für sie sei. »Das kann ich nicht und das will ich nicht!«

Meine Schwester – eine extrem sportliche Person, sie rennt schneller als jedes Wiesel (diplomierte Sportwissenschaftlerin!) – hält durch und ist verdammt biegsam. Wirklich begeistert scheint sie aber auch nicht. Ich preise Yoga an, als bekäme ich Provision. Was 29 Tage Yoga-Versuch ausmachen können! Nach einem knappen Monat Yoga komme ich mir vor wie eine Vertreterin der Yoga-Bewegung. Die Botschafterin der Krähe sozusagen. Wie schnell man Lager wechseln kann! Vom Saulus zum Paulus. Werde ich der Sache treu bleiben? Ist das noch ein Flirt oder schon Leidenschaft? Das Gute an dieser Frage: Ich muss mich nicht entscheiden, sondern kann es einfach abwarten. Mal sehen, wie sich die Yoga-Liaison entwickelt. Meine Mutter jedenfalls entscheidet genauso fix, wie ich es normalerweise tue: Yoga und sie sind nicht füreinander gemacht. »Herzlichen Dank, Susanne, das war's für mich.« Ich sage: Ja und denke: Abwarten, die kriege ich schon noch.

TAG 30
Krähenkurzsturzflug

Ein wunderbarer Tag! Ich bin sooo glücklich! Verantwortlich für meine gute Laune ist die Krähe. Dass mich ein fieser schwarzer Vogel der Gattung Corvus mal so in Stimmung bringen würde, hätte ich nicht für möglich gehalten. Aber es ist tatsächlich geschehen: Heute beim Training mit Gill habe ich zum allerersten Mal eine winzige Krähe hinbekommen. Eine Babykrähe bei ihren ersten Flugversuchen. Meine Beine haben sich gehoben, und auf einmal hat es Klick gemacht. Ich habe kapiert, wie es geht. Nicht, dass ich jetzt minutenlang in der Kakasana-Stellung abhängen kann – aber ein Anfang ist gemacht. Der Weg ist ja bekanntlich das Ziel …

Der Volksmund äußerte früher die Überzeugung, dass die Krähenjungen einen so schweren Kopf hätten, dass sie mit dem Schwanz zuerst aus dem Ei kröchen. Diese Wikipedia-Weisheit erklärt die Raben- bzw. Krähenstellung ziemlich gut. Übrigens: Krähen sind unglaublich intelligente Tiere.

Krähen schafften es in einem Experiment der Universität Oxford, drei Werkzeuge hintereinander zu benutzen. Das ist mehr, als mancher Heimwerker schafft. Sie gehören zur Gattung Rabenvögel und sind kleine Angeber: »Raben machen gern Eindruck«, sagt die Biologin Mareike Stöwe. »Stets sind die Vögel auf verwegene Kunststücke aus, die ihresgleichen verblüffen könnten. Auch sehr beliebt: kopfüber an einem Ast schaukeln.«

Quelle: Manfred Dworschak: *Schmarotzen machte Raben schlau.* »Spiegel online«; 4.4.2007 auf http://www.spiegel.de/wissenschaft/natur/0,1518,475630,00.html

Und in mir schlummert nun also doch eine Krähe. Wenn auch bisher eine sehr zaghafte. Ich will Eindruck machen mit der Krähe. Nicht sehr Yogi-like. Muss mein Angeber-Gen unterdrücken. Man macht kein Yoga, um zu protzen, ermahne ich mich selbst.

UND TROTZDEM WILL ICH DIE KRÄHE NOCH BESSER KÖNNEN. MEINE PERSÖNLICHE YOGA-HERAUSFORDERUNG: KAKASANA. DIE ANGEBERKRÄHE.

TAG 31
Krähenwettstreit

Mein Sohn und ich machen die Krähe. Mit der Stoppuhr. Wer kann länger? Ich weiß, ich weiß, der verdammte Ehrgeiz …

Aber: Wir haben einen Riesenspaß, amüsieren uns, und das ist ja wohl die Haupt-sache. Er findet Yoga an sich reichlich öde, aber eindrucksvolle Posen wie die Krähe mag auch er. Das Frustrierende für mich: Er kann die Krähe quasi aus dem Stand – zwei, drei Versuche braucht er, ich trainiere seit Tagen, was sage ich: Wochen! Und er macht einfach so die Krähe, als wäre es nichts. Meine Bestleistung liegt bei 15 Sekunden. Mein Ziel: Mindestens eine Minute. Das muss zu schaffen sein! Übrigens: Die Krähe ist viel leichter, als sie aussieht. (Ich gebe das selbstverständ-lich nur ungern zu!) Eine Poserpose sozusagen. Ein Partyangebergimmick. Ich mag sie trotzdem. Es fühlt sich toll an, den gesamten Körper auf den Armen und Händen zu balancieren. Der Haupttrick bei der Krähe: Man muss sich nur trauen. Eine gute Portion Mut – und schon klappt's.

Lese ein bisschen was über Kakasana. Angeblich entwickelt man durch die Krähe Selbstbewusstsein, Mut, Konzentration, Willenskraft und Gleichgewicht.

Wow! Mache abends die Krähe auf dem Trottoir vor einer Kneipe. Asphalt-Kakasana! Führe sie meinen Freundinnen vor. Ich bin wirklich eine Angeberin! Aber: Alle sind tatsächlich beeindruckt, und ich knalle nicht mit dem Kopf auf den Gehweg. Der große Yoga-Gott scheint mir den Applaus zu gönnen. Das ist doch schon mal was!

TAG 32
Nackthund

Habe heute einen Artikel gelesen übers Nackt-Yoga! Entstanden ist die Idee angeblich in Amerika, nun gibt es aber auch vereinzelt Nackt-Yoga-Kurse in Deutschland. Zum Beispiel in Berlin.

»Erstaunlicherweise« ist der Männeranteil in diesen Kursen um einiges höher als der Frauenanteil. Überlege, ob ich zu Recherchezwecken mal einen Kurs besuchen sollte. Aber bei aller Recherche, das geht mir dann doch zu weit. Ich war auch früher nie gern am FKK-Strand. Heute schon gar nicht! Bin ich ein wenig prüde? Möglicherweise. Aber zu einer kleinen Prüderie meinerseits kommt eben auch noch die Tatsache, dass ich nicht alle Menschen nackt sehen möchte. Ich mag kleine Geheimnisse. Nackte Tatsachen können so verdammt desillusionierend sein. Ich suche mir gern aus, wem ich mich zeigen will, und auch, wen ich sehen will. Meine Weichteilsperre sollte nicht zum Allgemeingut werden. Allein der Gedanke …

Ich versuche, mir die verschiedenen Asanas mal in nackt vorzustellen. Der herabschauende Hund – was kann da alles ungehindert von Textilien Richtung Matte schwingen. Mal abgesehen von dem Ausblick, den man selbst hat, man ist in so einem Kurs ja auch nicht allein. Ich überlege, was ich sehe, wenn ich hinter einem nackten herabschauenden Hund stehe. Ein Blick bis zum Enddarm dürfte problemlos möglich sein. Könnte so eine Übung als Ersatz für eine rektale Untersuchung durchgehen? Turnen und Vorsorge zeitgleich, wie effizient! Müsste man mal den Krankenkassen vorschlagen.

Kann man entspannt und auf sich konzentriert Yoga machen, wenn drumherum alle nackt sind? Braucht es eventuell eine gehörige Portion Narzissmus, um zum Nackt-Yoga zu gehen? Oder entspannt es das Verhältnis zum eigenen Körper? Schaue im Internet nach Einträgen zum Nackt-Yoga. Die Sendung »Polylux« in der ARD hat mal einen Beitrag zum Thema gemacht. Einer der Protagonisten eines Nackt-Yoga-Kurses erklärt in dem Film, warum er das Nackt-Yoga so fantastisch findet: »Nackt-Yoga ist ein Stück weit noch spiritueller, weil's einfach mit Mich-ganz-Annehmen zu tun hat, mich so zu akzeptieren, wie ich bin, auch die Falten und die paar Kilos, von denen viele denken, sie haben sie zu viel, und auch die Genitalien, einfach alles anzunehmen, wie es ist.«

Kann ich meine Falten, meine Kilos und selbstverständlich auch meine Genitalien nicht auch annehmen, ohne sie anderen direkt zur Beurteilung vorzuführen? Muss ich sie selbst beim Yoga in *full frontal nudity* sehen, um mit ihnen klarzukommen? Sie wirklich kennenzulernen?

Sich zu entspannen, während man anderen in bestimmten Haltungen sehr tiefe Einblicke in den eigenen Körper liefert, ist für mich keine entspannende Vorstellung. Es hat was von Gynäkologen-Yoga. Jede Vor- und Rückbeuge wird zur äußerst delikaten Angelegenheit. Allein die Vorstellung, was mein Nebenmann, Hintermann oder -frau bei bestimmten Stellungen für einen Ausblick hätte, macht Nackt-Yoga zur Anspannung pur – für mich. Ganz ehrlich: Ich finde es auch ein kleines bisschen eklig. Nein, nein, ich finde nicht Nacktheit an sich eklig – aber in diesem Fall ekelt es mich schon.

Bei Männern kommen andere Bedenken hinzu. Im Internet stellt einer die Frage: »Was, wenn ich eine Erektion bekomme?« Er bekommt zur Antwort, dass eine Erektion zum Mannsein gehört. Allerdings wäre bei vielen Yoga-Formen schon das Aufwärmen so anstrengend, dass eine Erektion eigentlich auszuschließen sei. Und wenn sie doch passieren sollte, egal, alle anderen sind eh mit sich beschäftigt … Das wage ich dann doch anzuzweifeln. Ich glaube, dass meine Konzentration ein wenig leiden würde, wenn um mich herum nur Nackte sind. Von Erektionen mal gar nicht zu reden.

Aaron Star, Nackt-Yoga-Vorreiter aus den Staaten, findet, dass Nackt-Yoga einen besonderen Kick gibt. Gerade bei Partnerübungen. Er empfiehlt Nackt-Yoga vor allem schwulen Männern. Auf seiner Homepage www.hotnudeyoga.com kann man einen kleinen Einblick ins Nackt-Yoga-Geschäft bekommen, und wer in Shopping-Laune ist, kann sich auch noch ein paar DVDs bestellen. Ansonsten gibt es ein paar hübsche Popo-Fotos, aber ich glaube, ich gehöre nicht zur angepeilten Zielgruppe.

Werde eine Nackt-Yoga-Session einlegen. Hier bei mir zu Hause. Ganz allein. Mit heruntergelassenen Rollläden. Man will ja keine vorbeilaufenden Passanten, den Briefträger oder den Bofrost-Mann verschrecken. Mal sehen, wie es mein Hund findet. Vielleicht werde ich begeistert sein und bald den ersten Nackt-Yoga-Kurs im Taunus starten. Ich war schließlich auch bei Yoga allgemein erst äußerst skeptisch, vielleicht geht es mir mit Nackt-Yoga ähnlich. Ich habe immerhin gelernt, dass fast alles eine Chance verdient.

OKAY, EIN PAAR AUSNAHMEN WÜRDEN MIR SCHON EINFALLEN – ABER MAN SOLL JA VERSUCHEN, SEINE NEGATIVEN GEDANKEN IM ZAUM ZU HALTEN!

TAG 33
Du und Yoga?!

Ich muss mich im Gespräch mit Freunden rechtfertigen. Sie finden es irre witzig, dass ausgerechnet ich Yoga mache. Yoga passe nicht zu mir, Yoga sei was für spirituell interessierte Menschen. Als ich sie frage, was Spiritualität für sie ausmacht, kommen sie ins Stocken und faseln etwas von bewusstem Leben. Jetzt bin ich kurz davor, beleidigt zu sein, schließlich bin ich der Meinung, durchaus ein bewusstes Leben zu führen. Oder es wenigstens angemessen zu versuchen. Das wird mir zum Glück auch zugestanden, meine Freunde bleiben somit meine Freunde.

Zu Hause kläre ich den Begriff Spiritualität mithilfe von Wikipedia. Viel weiter bringt mich das zunächst nicht. Geistigkeit? Haben nicht alle Menschen eine Form von Geistigkeit? Ist nicht allein jegliches Denken eine Form der Geistigkeit? Werde darüber nachdenken, vielleicht mal beim Nackt-Yoga …

> **Wikipedia:**
> Spiritualität (von lat. spiritus »Geist, Hauch«, bzw. spiro »ich atme« – wie altgr. ψύχω bzw. ψυχή, siehe Psyche) bedeutet im weitesten Sinne Geistigkeit und kann eine auf Geistiges aller Art oder im engeren Sinn auf Geistliches in spezifisch religiösem Sinn ausgerichtete Haltung meinen. Spiritualität im spezifisch religiösen Sinn steht dann auch immer für die Vorstellung einer geistigen Verbindung zum Transzendenten, dem Jenseits oder der Unendlichkeit.«
>
> http://de.wikipedia.org/wiki/Spiritualität, letzter Abruf Juli 2011.

TAG 34
Sexbomb

»Yoga hilft einem, länger und besser Sex zu haben. Ich kann das schlecht erklä-ren, aber gut vormachen«, behauptet der Musiker Sting. Wow! Nicht nur mehr Muskeln, eine bessere Balance, gute Haltung und eine straffere Silhouette, sondern als extra Goodie noch besseren Sex. Quasi das Leckerchen zum großen Ganzen. Der Yoga-Nachtisch!

Viele ernsthafte Yogis finden allein das Nennen von Yoga und Sex in einem Zusammenhang oberflächlich und respektlos, bei all denen entschuldige ich mich schon mal vorab, dass ich eine so profane These überhaupt ernsthaft betrachte. Aber mal ehrlich: Was wäre so schlimm daran? Gehört Sex nicht zum Leben dazu? Ist ein Bonusgeschäft nicht zunächst mal eine feine Sache? Die wichtigste Frage vorab lautet sowieso: Stimmt es, was Sting da sagt? Oder gibt er einfach nur ein bisschen an? Schließlich können die wenigsten von uns diese Aussage überprüfen. Jedenfalls nicht mit Sting höchstpersönlich. Da stellt sich natürlich erst einmal die Frage: Was ist guter Sex? Sicherlich gibt es hierauf zahlreiche und auch sehr unterschiedliche Antworten. Was gut, was schlecht ist, das ist eine reichlich subjektive Angelegenheit.

Wer sich mal gründlich das Kamasutra anschaut, könnte auf den Gedanken kommen, dass Sting mit Sicherheit recht hat. Zahlreiche Positionen sind derma-ßen akrobatisch, dass man mit einer gewissen Yoga-Praxis eher eine Chance hat, sie auszuüben. Manche Stellungen erinnern sogar verdammt an diverse Asanas. Die Frage ist, wer hat da von wem abgeschrieben beziehungsweise abgemalt.

Das Sexargument ist sicherlich auch ein fantastisches Marketinginstrument für die Ware »Yoga«. Vor allem in Bezug auf Männer. Nicht, dass wir Frauen kein Interesse an gutem Sex haben, weit gefehlt, nur Männer scheuen sich oft vor

Yoga. Und da kann der bessere Sex ein Argument sein. Wie wir alle wissen: Sex sells.

Aber wodurch hat man den angeblichen besseren Sex?

Ich habe mich bei Verfechtern dieser Theorie umgehört. Das sind die Argumente, die mir genannt wurden:

1. Man ist viel entspannter.
2. Man fühlt sich wohler in seinem Körper.
3. Man hat mehr Körperspannung.
4. Man ist beweglicher.

Ob man entspannt besseren Sex hat, ist etwas, worüber man diskutieren könnte. Man schläft schneller ein, wenn man entspannt ist. Man kann aber auch besser genießen, wenn man entspannt ist. Man nimmt sich mehr Zeit, wenn man entspannt ist. Je nachdem, mit wem man Sex hat, kann das durchaus ein Vorteil sein ...

Zu Argument Nummer 2: Das ist sicher wichtig für heißen, hemmungslosen Sex. Sich in seinem Körper wohlzufühlen erhöht den Bewegungsspielraum. Wer nicht ständig denkt: »Oh mein Gott, wie sehen meine Schenkel in dieser Position aus ... Kann er so die Cellulite sehen ... Schwabbeln meine Arme ... (Die Mängelliste, die Frauen in Bezug auf sich selbst runterrattern können, ist unendlich lang ...), der hat sicherlich mehr Spaß an der Sache. Übrigens: Würden wir Frauen die Männer nicht ständig auf etwaige »Missstände« an unseren Körpern hinweisen, würden sie den meisten von ihnen überhaupt nicht auffallen!

Zu Argument Nummer 3: Mehr Körperspannung ist eine zweischneidige Sache. Anspannung ist ja nichts, was man beim Sex brauchen kann, aber wenn man den Beckenboden unter Kontrolle hat oder bestimmte Muskeln mehr anspannen kann, dann kann das durchaus was bringen.

Zu Argument Nummer 4: Beweglichkeit ist auf jeden Fall ein Pluspunkt.

Sting scheint recht zu haben.

Eine Studie des »Journal of Sexual Medicine« in »Fit for Fun« zum Thema: Mehr Yoga – besserer Sex, nachzulesen: »Für diese Studie nahmen Männer im Alter von 24 bis 60 Jahren zwölf Wochen lang an einem Yoga-Kurs teil. Anschließend wurden die Männer zu ihrem Sexualleben befragt. Und siehe da: Yoga und Sex, das geht, das geht sogar ab. Denn bei allen verbesserte sich demnach nicht nur die Standfestigkeit des männlichen Geschlechts, sondern auch die Ausdauer, Lust und das Selbstbewusstsein.«

Mal schauen was mein Praxistest ergibt … Ich gebe hier aber keine Auskunft. Das muss schon jeder für sich selbst ausprobieren. Wie gesagt: Ich neige nun mal ein bisschen zur Prüderie …

TAG 35
Die Clooneys der Yoga-Szene

Was Verehrung angeht, bin ich ein eher zurückhaltender Typ. Gurus haben mich – bisher – in noch keiner Lebenslage besonders interessiert. Jemanden anzuhimmeln fällt mir schwer. Beim Yoga aber gibt es Gurus wie Sand am Meer. Die Yoga-Szene ist ein wahres Guruparadies. Das Schöne: Es sind die unterschiedlichsten Typen dabei. Also eigentlich für jeden was.
Die meisten sind, wen wunderts bei Gurus, Männer. Mit Männeranbetung tue ich mich besonders schwer. Die, die auf Anbetung stehen, beten sich meist selbst genug an. Selbstbewusste Männer haben Anbetung im Zweifelsfall nicht nötig. (Ein bisschen verehrt zu werden, schätzt allerdings jeder Mann.)
Lese im »Spiegel« einen Artikel über einen sehr berühmten Yoga-Lehrer. Im Artikel wird er als berühmtester Guru weltweit bezeichnet. Sein Name: Bikram

Choudhury. Auf den Bildern thront er königsgleich auf einem Podest, spärlich bekleidet (schwarzes Stirnband, schwarze Badehose und diamantenbesetzte Uhr) im Schneidersitz in einem weißen Ledersessel. Der Mitsechziger sieht – soweit man das von Fotos her beurteilen kann – ziemlich durchtrainiert aus. Er hat sich sein Bikram-Yoga patentieren lassen: Wer diesen Stil unterrichten will, muss zahlen. Eigentlich absurd, schließlich hat er Yoga nicht erfunden.

»Er hat sich in Kalifornien seine Asana-Sequenz schützen lassen, auch in Europa hat er eingetragene Marken. Das macht ihn zum umstrittensten Yoga-Lehrer, den es gibt; seine Kritiker werfen ihm vor, Yoga sei 5000 Jahre altes indisches Nationalerbe, nicht Bikrams geistiges Eigentum. ›Es sind nicht meine Noten‹, sagt Bikram dazu, ›aber es ist meine Melodie.‹ Er hat bislang jeden Prozess gewonnen. Bikram-Yoga ist ein Franchise-System wie McDonald's. Wer mit dem Namen des Meisters werben will, muss zahlen; wer Bikram-Yoga anbieten will, muss zahlen, einmalig 10 000 Dollar für die Lizenz, danach 500 Dollar im Monat. Und wer Bikram-Yoga unterrichten will, muss sich vom Guru persönlich ausbilden lassen. 7000 Lehrer hat Bikram bereits geformt, so will er für Qualität garantieren. McDonald's würde auch nie zulassen, dass die Hamburger irgendwo auf der Welt nicht so schmecken, wie sie sollten.«

Quelle: Maik Grossekathöfer: *Im Namen des Meisters*. »Spiegel online«, 2.5.2011, http://www.spiegel.de/spiegel/0,1518,759931-2,00.html

Von der Bühne brüllt er in den Saal hinunter, laut dem »Spiegel«-Artikel: »Hey, du da, Miss Tattoo, wenn ich für einen Tag Präsident der USA wäre, würde ich Tätowierungen verbieten lassen, ich würde dich verbieten lassen … oh, hier ist eine Luft drin, als würden tausend Affen vögeln, wunderbar … hey, Miss Big Boobs, zieh dir morgen bloß etwas anderes an, bitte, ich hab Angst, dass deine Möpse rausfallen … nun geht's weiter, die nächste Übung!« So spricht der Meister und singt in sein Headset: »Killing me softly …«

Eine Ansprache dieser Art muss man wirklich mögen, ich finde nicht, dass das sehr Yogi-like klingt, sondern eigentlich nur machomäßig peinlich.

Natürlich gibt es beim Yoga auch Gurus der ganz anderen Art. Manche gehen richtiggehend auf Tour. Bieten weltweit Workshops an. Sharon Gannon und David Life sind zwei von ihnen. Wer sich ihre Angebote anschaut, sieht, dass die beiden ganz ordentlich rumkommen. Allein im Winter 2010 waren sie, die als Erfinder von Jivamukti-Yoga (eine Art hipperes Ashtanga-Yoga mit hohem spirituellem Anteil) gelten, in den USA, Japan, Australien und Südafrika.

Ein Name, der immer wieder fällt, wenn es um Gurus geht, ist Krishna Pattabhi Jois. Der 2009 mit 93 Jahren verstorbene Inder gilt als bedeutender Vertreter des Ashtanga-Yoga.

Ob man einen Guru braucht oder nicht – Auswahl besteht jedenfalls reichlich. Jede Yoga-Richtung hat eine Vielzahl von ihnen. Ich gebe mich zunächst mal mit meinen Lehrerinnen zufrieden.

GILL UND URSULA – MEINE PERSÖNLICHEN GURUFRAUEN.

Woche 06

Testosteron-Yoga
Kerle, Lachen und Hüftknochen

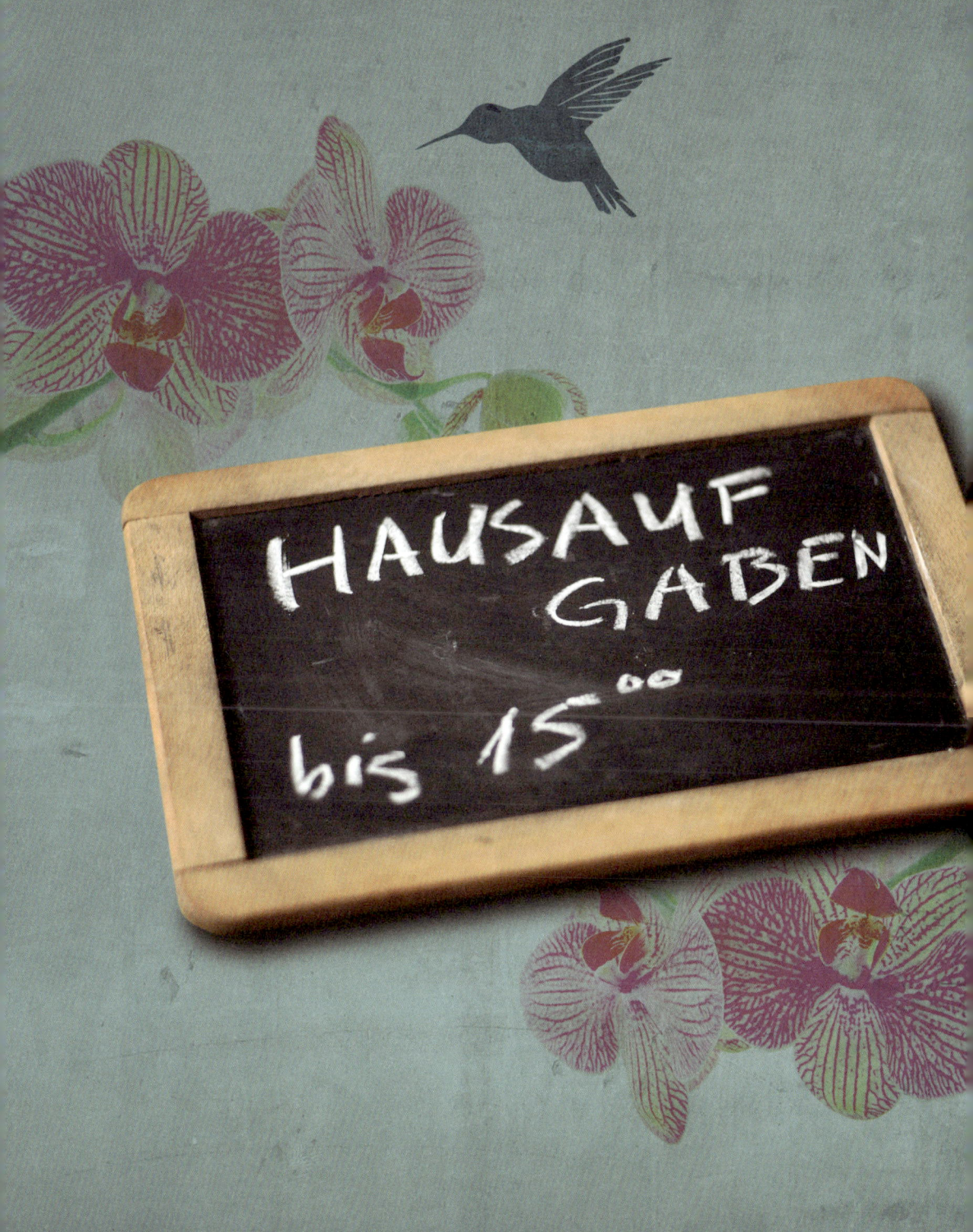

TAG 36
Hausaufgaben

Gill kennt meinen Charakter. Sie weiß, dass ich die Herausforderung liebe. »Die Krähe können wir abhaken, hier deine neue Aufgabe«, sagt sie. Ich soll im Stehen meinen Fuß greifen (immerhin nur einen) und das Bein seitlich wegstrecken. Gerade versteht sich. Beide Beine gerade! Es zwickt und zwackt überall – und mal ehrlich, es ist eine der Posen, der ich irgendwie nicht sonderlich viel abgewinnen kann. Vielleicht weil sie so gar nicht zu mir passt. Oder nicht besonders viel hermacht. Sie sieht nicht schwer aus, ist es aber für mich, obwohl meine Beine nicht sonderlich lang sind. Die Krähe hat etwas Akrobatisches, hat mit Kraft zu tun, mit Balance, und man muss sich trauen. Meine neue Hausaufgabe erinnert mich eher an Ballett. Zarte, schmale, hoch aufgeschossene junge Frauen mit Duttfrisur und rosa Tütü: Zu denen passt das Bein in der Hand. Aber zu mir? Werde mal mit einem Dutt anfangen und schauen, ob das Bein dann eher gewillt ist …

PS: NEIN, IST ES NICHT. ABER DER DUTT SIEHT GAR NICHT MAL SCHLECHT AUS …

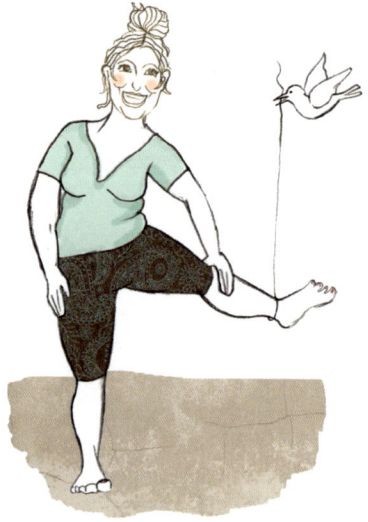

TAG 37
Taillenwiedersehen: Hello again

Heute morgen im Badezimmer hatte ich ein ungewöhnliches Treffen. Man kann eher sagen, eine Art verspätetes Wiedersehen. Meine Taille hat sich nach langer Zeit mal wieder blicken lassen. Ich wusste, dass ich eine habe, sie hat sich aber ziemlich lange gut verborgen gehalten. Und jetzt, hier vor dem Spiegel, ein ungeahntes Aufeinandertreffen. Ein schönes Treffen. Sehr erfreulich. Ich kann mich kaum einkriegen vor Begeisterung. Wo kommt die denn auf einmal her? Vor allem: Wo war sie so lange? Wo hat sie sich rumgetrieben? Wie viele Jahre hat meine Taille sich als Sabbatical genommen? Und warum hat sie, jetzt wo sie sich mal wieder zeigt, ihre kleinen Freunde, die Hüftknochen, nicht mitgebracht? Die sind weiß Gott auch schon lange genug verschwunden. Mal sehen, ob die sich auch noch aus der Deckung wagen. Oder sind sie komplett ausgewandert? Für immer? Wenn ja, würde mich mal interessieren wohin.

Ich glaube, dass Yoga uns, meine Taille und mich, wieder zusammengeführt hat. Yoga knabbert am Taillenspeck, arbeitet extrem an den seitlichen Bauchmuskeln. Meinen Flanken sozusagen. Ich kann sie mittlerweile sogar spüren und anspannen. Alle Drehhaltungen fordern genau diese Muskulatur heraus. Eine Muskulatur, die sonst im Alltag nicht allzu oft zum Einsatz kommt. Aber eine, die durchaus was hermacht.

Von einem Sixpack bin ich allerdings noch weit entfernt …

Ich merke aber, dass unter meinem Bauchgebirge durchaus Muskulatur ist. Das Gebirge verdeckt allerdings die Sicht auf diese bestimmt sehr hübsche Muskulatur. Speck und Sixpack sind dummerweise nicht gemeinsam zu haben. Erst muss der Speck weg, damit das Sixpack glänzen kann. Eine friedliche Koexistenz ist den beiden leider nicht möglich.

TAG 38
»Run Baby«

Bin total im Sportfieber. Das tägliche Yoga-Programm ergänze ich durch eine halbe Stunde Ausdauertraining. Ich fühle mich nun, nach etwas mehr als einem Monat, richtiggehend fit. Bin geradezu versessen auf mein tägliches Programm. Ich merke einfach, wie gut es mir tut. Alles in allem mache ich ungefähr eine Stunde Sport. Manchmal auch nur 45 Minuten. Mal mehr Yoga, mal mehr Ausdauer. Ich bin aber nicht wahnsinnig streng mit mir. Auch einen strammen Spaziergang lasse ich durchgehen. Als Ausdauertraining. Ich habe Ausdauersport eigentlich immer gemocht. Egal in welcher Gewichtsklasse ich gerade zu Hause war. Mir ist keine Kleidergröße zwischen 38 und 46/48 fremd. Ich habe ein Größensortiment in meinem Kleiderschrank, das jede durchschnittliche Boutique bei Weitem übertrifft. Doch auch zu Zeiten meines Höchstgewichts bin ich ab und an gejoggt. Mal mehr, mal weniger. Je nach Lust.

Ich weiß, Moppeln wird vom Joggen abgeraten. Wegen der Gelenke. Meine sind irre zähe Luder. Ich hatte nie Knieprobleme oder Ähnliches. Auch mein Rücken scheint ziemlich stabil. Da habe ich wohl einfach Glück gehabt. Außerdem ist Joggen logistisch eine wunderbare Sache.

SCHUHE AN UND LOS.

TAG 39
Lach-Yoga

Ich muss sagen, ich bin inzwischen allem gegenüber, was mit Yoga zu tun hat, sehr aufgeschlossen. Trotzdem gibt es für mich Bereiche, die ich mir so gar nicht vorstellen kann. Lach-Yoga gehört definitiv dazu.

Wikipedia zum Lach-Yoga: »Lach-Yoga (Hasya-Yoga oder auch Yoga-Lachen) ist eine Form des **Yoga**, bei der das grundlose **Lachen** (Sanskrit: *hasya*) im Vordergrund steht. Die Lach-Yoga-Übungen sind eine Kombination aus Dehn- und Atemübungen, verbunden mit pantomimischen Übungen, die zum Lachen anregen. Beim Lach-Yoga soll der Mensch über die motorische Ebene zum Lachen kommen; ein anfangs künstliches Lachen soll in echtes Lachen übergehen.«

http://de.wikipedia.org/wiki/Lachyoga, letzter Abruf Juli 2011.

Lachen war noch nie ein Problem für mich. Zum Glück. Eine gewisse Grundfröhlichkeit gehört eben einfach zu meinem Naturell. Was bleibt einem bei diesem Nachnamen auch übrig? Wenn ich früher, schon als Kind, mal ein Motzgesicht gezogen habe, hat garantiert irgendwer zu mir gesagt: »So machst du deinem Namen aber keine Ehre!« Ich lache wirklich gern und auch oft. Vor allem über mich selbst. Künstliches Lachen aber finde ich schwierig. Wenn Lach-Yoga Menschen hilft, mal wieder herzhaft echt zu lachen – bitte sehr. Für mich ist es nichts. Es mag ignorant klingen, aber Lach-Yoga ist eine der Richtungen, die ich ganz sicher nicht probieren werde. Übrigens: Wer Lach-Yoga in Erwägung zieht – Vorsicht bei Inkontinenz!

TAG 40
Kerle und Yoga

»Männer, die Yoga machen, sind doch nur peinlich!«, erklärt mir eine gute Freundin im Gespräch. Ich will wissen warum. »Yoga hat so gar nichts Männliches, Männer spielen Fußball oder Rugby oder laufen Marathon, Männer lieben Wettkampf, wollen sich beweisen. Und mal ganz ehrlich: Männer in Leggings mit Stulpen – wie peinlich ist das denn?«

Da ist was dran. Die Vorstellung von Männern in Leggings ist lustig. Aber mal ehrlich: Die sogenannten Tights bei Läufern sind letztlich auch nichts anderes. Hautenge Hosen mit hohem Elasthananteil. Außerdem gibt es, soweit ich weiß, keine Kleiderordnung beim Yoga. Man darf anziehen, was man mag. Leggings mit Stulpen sind mit Sicherheit nicht das Übliche.

Was das Sich-Beweisen angeht, da gibt es zwei Möglichkeiten:

a) sein Ego mal kurz ablegen,

b) sich an schwierigen Asanas versuchen.

Zum Wettkampfgedanken kann ich nur sagen, der härteste Wettkampf ist für mich immer der gegen mich selbst. Auch beim Joggen ist das für mich so. Ich renne nicht gegen andere, sondern mit mir und gegen mich. Es kratzt mich kein bisschen, wenn mich irgendwer überholt. Wenn ich selbst aber wesentlich langsamer als am Vortag bin, ärgert mich das schon.

Aber nicht nur Frauen neigen dazu, Männer-Yoga zu belächeln, die größten Kritiker sind oft die Männer selbst. Was stört sie so an Yoga? Patrick Broome, der auch die Deutsche Fußballnationalmannschaft im Yoga trainiert hat, schrieb im Vorwort seines Buches *Yoga für den Mann*: »Viele Männer belächeln Yoga, obwohl sie es nie ausprobiert haben. Und genau das ist wohl die männliche Schwachstelle: nicht unbedingt die Unbeweglichkeit, sondern die Tatsache, dass Männer besonders gerne das tun, was sie gut können. Anstatt an unseren

Defiziten zu arbeiten, feilen wir lieber an unseren Talenten und klopfen uns dabei selbstzufrieden auf die Schulter.« (Ich muss gestehen: Auch ich mache sehr gern Dinge, die ich schon kann. Bin ich in Wirklichkeit ein Mann?)

Ich glaube, dass Männer, jedenfalls die, die ich zum Thema Yoga befragt habe, denken, Yoga sei etwas für Weicheier. Für Softies. Für Kerle, die Räucherstäbchen abbrennen, ständig alles ausdiskutieren wollen und bei *Titanic* jedes Mal wieder weinen müssen.

Trotz all der Yoga-Vorzüge – für jedes Geschlecht: Ich habe auch ein paar kleine Vorbehalte gegen Männer-Yoga. Dabei sehen die meisten der Vorturner auf meinen DVDs sehr überzeugend aus. Muskulös, durchtrainiert und wahnsinnig gelenkig. Aber es gibt einen Grad an Gelenkigkeit, der einen durchaus verstören kann. Neulich habe ich auf einer meiner Übungs-DVDs einen Mann gesehen, der sich die Beine im Sitzen hinter den Kopf geklemmt hat. Bei aller Bewunderung, das hatte etwas Furchterregendes. Will man so etwas neben sich auf dem Sofa haben? Das hat ja dann mehr was von einer Schlange als von einem Kerl … Und man bekommt wirklich Angst, dass sich dieses verschlungene Wesen nie wieder entwirren kann.

So oder so: Die Männer auf meinen Yoga-DVDs haben alle unglaubliche Körper, definiert, nicht übertrieben aufgepumpt – und wenn das vom Yoga kommt, sollten Männer dringend Yoga machen. Yoga-Männer haben, wie man heute so sagt, ein Mördergestell. Allemal besser als diese Kraftraumtypen mit Stiernacken, die ihre Arme kaum mehr an den Körper bekommen, die aussehen wie aufgepumpte Michelinmännchen.

Außerdem: Yoga entspannt. Das schadet keinem Lebewesen, nicht mal Männern. Und mal unter uns: Ich finde Männer beim Step Aerobic wesentlich komischer …

PS: Habe Wochen später eine Unterhaltung mit einem Kollegen, der aber mit Sicherheit nicht gern namentlich erwähnt werden will. Ich erzähle ihm von meinen Yoga-Erfahrungen. »Tja wenn man das so hört, müsste man es eigentlich mal probieren!«, sagt er spontan. Dann aber verzieht er das Gesicht.

»Das könnte ich aber nur im Geheimen machen!«, murmelt er. Ich will wissen wieso. Er findet Yoga für Männer irgendwie peinlich. Mädchenkram halt. Er will sich gar nicht vorstellen, was seine Kumpels dazu sagen würden. Als ich ihm die Krähe vorführe, sehe ich eine gewisse Anerkennung in seinem Gesicht. Er will es sofort auch probieren und kniet sich in seinem Anzug (den er schon für die Aufzeichnung einer Sendung trägt) auf den Boden und macht erste Krähenflug-versuche. Gar nicht mal so schlecht. Noch kann man es nicht wirklich Krähe nennen, aber die Richtung stimmt. »Das ist auch Yoga!«, versuche ich ihn zu ermuntern. »Wäre das auch gut für meinen Rücken?«, will er noch wissen. Ich nicke und beschreibe ihm dann in allen Details, wie schön und definiert Ober-arme von Yogis aussehen. Ein Blick in sein Gesicht und ich weiß: Ich habe ihn.

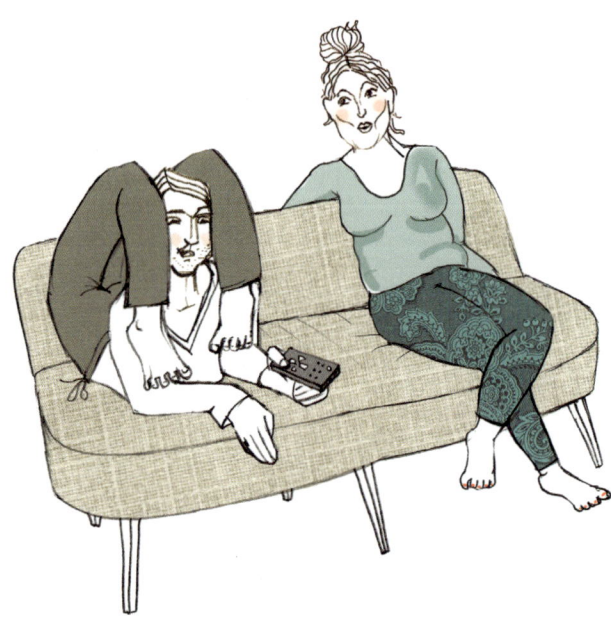

TAG 41
Restauratives Yoga

Habe Frauenabend. Ein Netzwerktreffen. Das bedeutet: jede Menge Frauen. Und wie immer, wenn viele Frauen zusammen sind, gibt es auch einige, die Yoga machen. Eine schwärmt von einer neuen, außerordentlich bequemen, unanstrengenden Yoga-Richtung: Soft-Yoga, auch Restauratives Yoga genannt. Hier werden keine schweißtreibenden Asanas aneinandergereiht, hier geht es um pure Entspannung. Mithilfe von Decken, Blocks und Ähnlichem legt sich der Teilnehmer in eine Entspannungsposition, und es wird eher mit Schwerkraft als mit Muskelkraft gearbeitet. Das klingt genau so, wie ich mir vor Beginn meiner kleinen Yoga-Laufbahn das normale Yoga vorgestellt habe. Rumliegen und atmen. In wohltuende Positionen kommen und dort verharren. Sicherlich sehr angenehm, sehr bequem – aber irgendwie vielleicht doch zu bequem für mich. Ich kann die Entspannungssequenzen inzwischen genießen, liege gern in Shavasana, aber vor allem, weil ich vorher konzentriert meine Asanas geturnt habe. Entspannung ist für mich auch eine Form der Belohnung. Ich kann mir außerdem nicht vorstellen, dass man nur vom Entspannen Muskeln bekommt.

UND ICH WILL MUSKELN! SO SCHÖNE DEFINIERTE OBERARME WIE MICHELLE OBAMA. (NEIN, NICHT DIE VON MADONNA, DIE MACHEN MIR ANGST!)

TAG 42
Nacktkrähe

Ich habe versprochen, es zu probieren. Nackt-Yoga!

Heute morgen ist es so weit. Wäschetechnisch natürlich sehr praktisch. Ich überlege kurz, wenigstens eine Unterhose anzuziehen und zunächst nur Oben-ohne-Yoga zu testen. Mich also dem Nackt-Yoga ganz sanft anzunähern. Dann muss ich über mich selbst lachen: Wie peinlich ist das denn? Ich kenne mich nun gut genug nackt, um auch mal eine halbe Stunde Yoga völlig ohne auszuhalten. Außerdem ist mein Haus ordentlich beheizt, ich habe keine Spiegel an den Wänden, es gibt also keine Ausreden, um doch noch die Hose anzulassen. Splitterfasernackt stehe ich auf meiner Matte und beginne meine Übungsreihe. Nackt-Yoga ist seltsam. Man sieht Körperteile aus Perspektiven, die erschütternd sind. Brüste – vor allem echte – sind, wenn sie 48 Jahre alt sind, in einem BH oft netter anzusehen als ohne. (Damit wir uns nicht missverstehen: Ich mag meine Brüste. Auch ohne BH.) Jedenfalls wenn der Körper sich bewegt. Man kann sich beim Nackt-Yoga eindeutig schwerer auf die einzelnen Asanas konzentrieren, weil man vom eigenen Körper und seinem eigenwilligen Verhalten doch sehr abgelenkt wird. Erstaunlich, wie sich Beinfleisch wellen kann!

FÜR EINEN EINDRUCK, WIE DAS IN ETWA AUSSIEHT:
NACKT IN EINE LIEGESTÜTZE GEHEN UND WENN MÖGLICH
EINEN SPIEGEL UNTER DEN KÖRPER LEGEN ...
GENAU DAS MEINE ICH.

Das Taillenwiedersehen
verdanke ich vor allem
den Drehhaltungen.

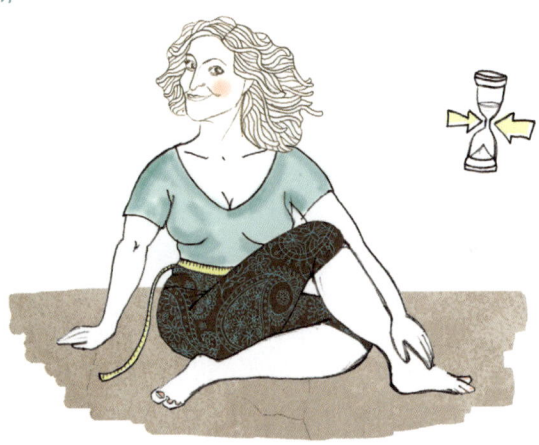

Angeberkrähe? Egal!
Diese Haltung kommt
immer gut an.

jivamuckis

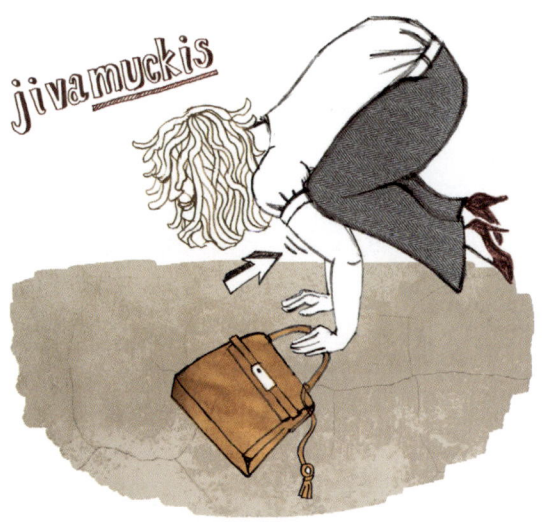

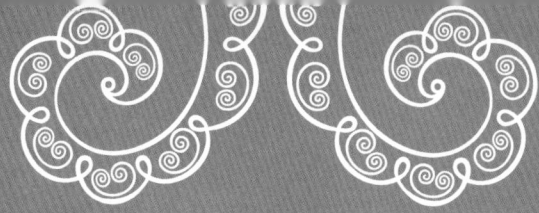

Woche 07

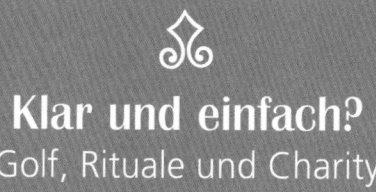

Klar und einfach?
Golf, Rituale und Charity

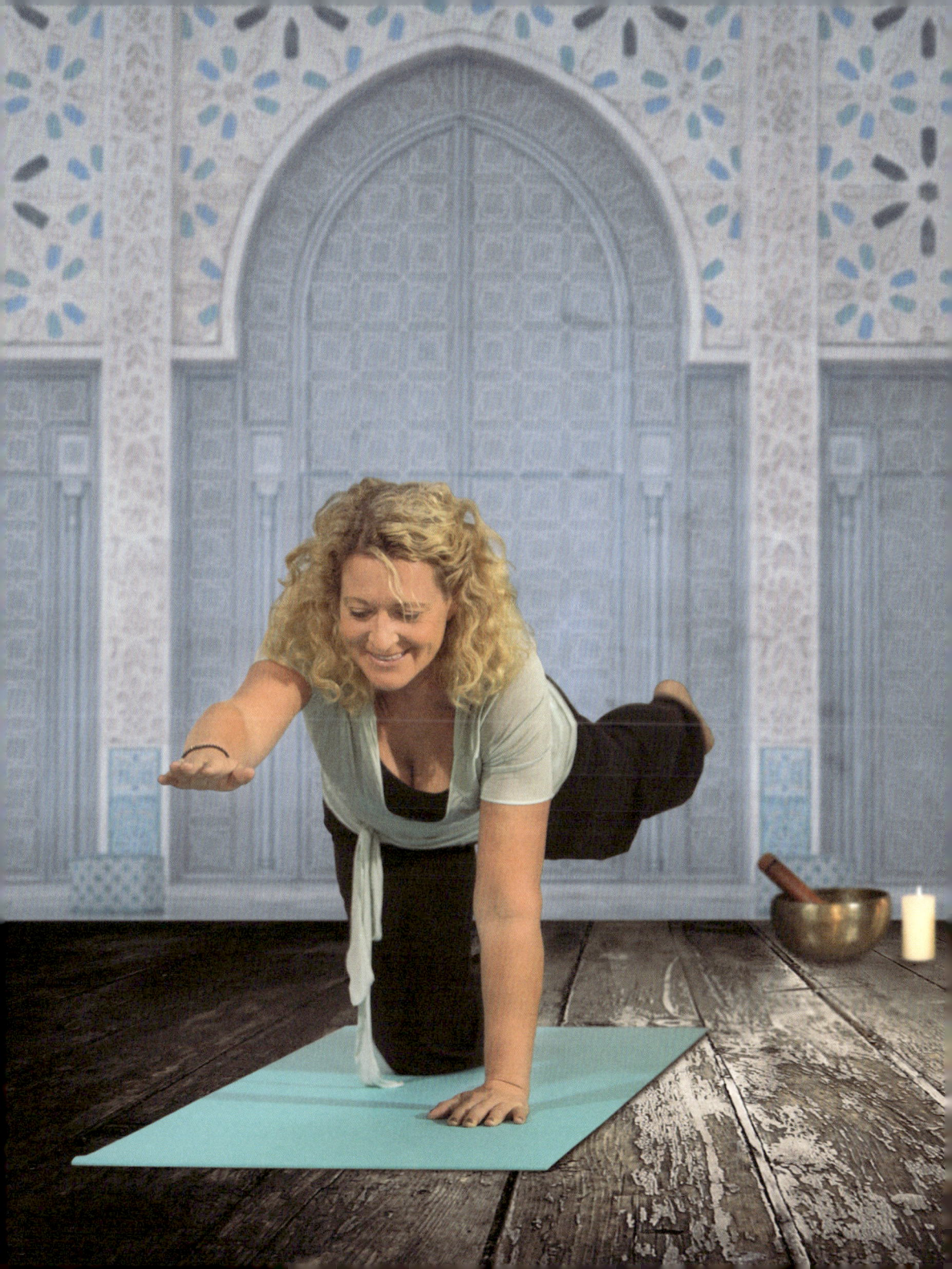

TAG 43
Monotonie

Meine Tochter hat Sportvorsätze. Sie will sich mehr bewegen. »Dann mach doch mit mir Yoga«, fordere ich sie auf. Ich glaube, ihr fällt so schnell keine gescheite Ausrede ein und deshalb stimmt sie zu.

Nach zehn Minuten ist sie gelangweilt. »Das ist ja immerzu das Gleiche!«, befindet sie. Wir wiederholen den Sonnengruß, und sie hat definitiv recht. Es ist immer das Gleiche, und erstaunlicherweise gefällt mir gerade das so gut. Kinder mögen nicht umsonst Rituale! Die haben für uns Menschen etwas sehr Tröstliches. Etwas Berechenbares.

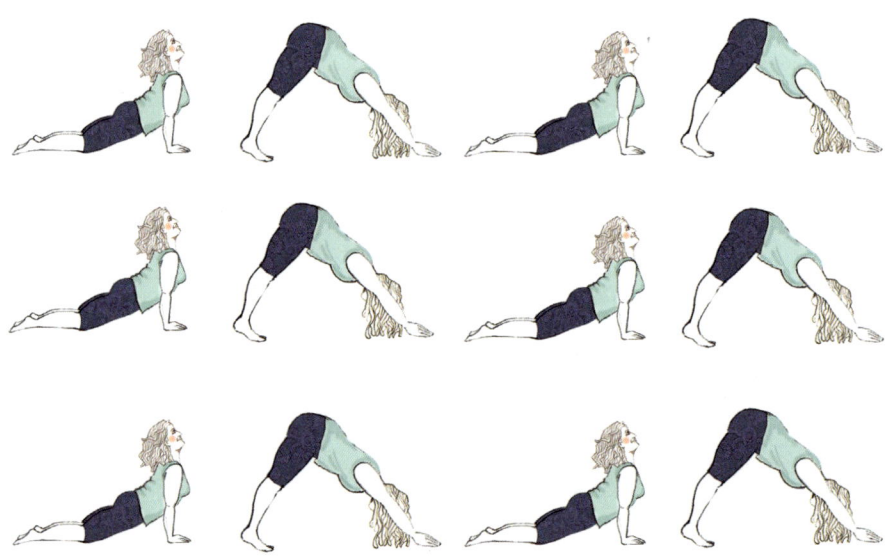

Zu Ritualen ein Text von Constanze Kleis, Autorin und meine Freundin (die mir diese Zeilen netterweise zur Verfügung gestellt hat): »Längst haben Psychologen das Ritual als eine Art Basislager gerade der großen Gefühle ausgemacht, als wichtigsten Stabilisierungsfaktor von Familie und vor allem: als Geburtshelfer von Kreativität, Fantasie und Aufbruch. Ja, so paradox das klingt: Rituale schaffen offenbar erst den Rahmen, in dem einem alles möglich erscheint, weil man ganz sicher sein darf, nicht aus der Welt herauszufallen. Gerade die beeindruckendsten kreativen Leistungen sind deshalb wie mit einer Nabelschnur immer irgendwie auch mit einem oft stark ritualisierten Alltag verbunden. Besonders dort, wo Exzesse, Exzentrik und Erotik eine Hauptrolle spielen, wie in den Büchern von John Irving. ›Es tut mir leid, Mr. Irving, aber Ihr Leben ist mir zu langweilig‹, schrieb ein US-Journalist, der eine Biografie über den Schriftsteller verfassen sollte. Er war enttäuscht, nachdem er die ganzen ›schmutzigen‹ Details aus dem Schriftstellerleben erfahren hatte: jedes Jahr Urlaub in Colorado, jeden Tag zwei Stunden Fitnessraum, um neun im Bett und seit 24 Jahren dieselbe Frau. Dabei ist gerade das doch das Aufregende. Die sensationelle Entdeckung, wie nur Rituale etwas ganz Verrücktes können: uns gleichzeitig Wurzeln und Flügel verleihen.«

TAG 44
Easy?

Als ich in einem Yoga-Buch gelesen habe, dass jede Übung sehr schwer und sehr leicht sein kann, habe ich gedacht: Ticken die noch richtig?

Geradestehen ist definitiv nicht besonders schwer – ein Handstand hingegen ist eine totale Herausforderung. Vor allem im freien Raum. Gegen eine Zuversicht und Halt spendende Wand ist das schon wieder etwas anderes. Wie kommen diese Yoga-Experten also dazu, eine derartige These aufzustellen?

Da jeder Mensch anders ist, haben sie alle auch unterschiedliche Stärken und Schwächen. Manche lernen Fremdsprachen wie im Flug, andere lösen komplizierte Gleichungen fast nebenher – und genauso können sich manche mühelos nach vorn beugen, wieder andere nach hinten und noch andere haben das Gefühl, steif wie ein Stock zu sein. Talente sind unterschiedlich verteilt. Ich brauchte Wochen, um in die Krähe zu kommen, andere können es beim ersten Versuch. Das ist nicht unbedingt fair (ehrlich gesagt: kein bisschen fair!), aber im Yoga gilt wie im Leben: Alles ist relativ.

ABER BEI ALLER RELATIVITÄT:
DER SKORPION IST UND BLEIBT TEUFLISCH SCHWER!

TAG 45
Stings Gattin und ich

Habe mir mal wieder eine neue DVD angeschafft. Diesmal von Trudie Styler, der Ehefrau von Sting. Sie will, gleich ganz am Anfang ihres Programms, dass ich Gott in mir grüße, was mir doch ausnehmend schwerfällt. Ich habe so meine Probleme mit dem Glauben an einen Gott, und in mir einen zu entdecken erscheint mir ehrlich gesagt komplett aussichtslos. Ich finde das fast ein wenig vermessen, Göttliches in sich selbst zu suchen. Ich mag mich, und ich habe sicherlich einen (kleinen?) Hang zur Selbstgefälligkeit, aber so weit würde ich dann doch nicht gehen.

Ich muss die Göttersuche sowieso verschieben, denn Trudie verlangt mir einiges ab. Da kann ich unmöglich nebenher noch nach Göttern fahnden. Trudie ist acht Jahre älter als ich, aber um einiges besser in Form. Ich bin schwerstens beeindruckt und muss mich bös anstrengen, um irgendwie mitzuhalten. Außerdem muss ich bei ihrem Anblick ständig daran denken, was ihr Gatte Sting über sein immens gutes Sexleben gesagt hat. Hat sie einen solchen Körper wegen des Sex oder wegen des Yoga ... oder macht es die Kombination?

ICH BIN SEHR FROH, DASS DIESE 25 MINUTEN RUM SIND.
TRUDIE IST DEFINITIV EIN »TOUGH COOKIE«!

TAG 46
Domina Gill

Gill, meine liebe und freundliche Trainerin und Freundin hat zwei Seiten. Die eine ist die mir bekannte: nett, lustig, freundlich. Die andere zeigt sie mir heute Vormittag. Hat sie seit unserem letzten Treffen heimlich in einem dieser Hard-core Bootcamps gearbeitet? Ist sie Good Cop und Bad Cop in einer Person? Sie quält mich. Zwingt mich in Stellungen, von denen sie ganz genau weiß, dass ich sie nicht mag. Ich habe das Gefühl, in einem Yoga-Sado-Maso-Center zu sein. Meine Beine zittern, ich will mich auf den Boden werfen, mich in Luft auflösen und komme mit dem Atmen kaum nach. Aber Gill bleibt streng. Sehr streng. Sie lässt nicht locker. Zwingt mich zu verharren. Weiter runter in eklige Vorbeugen zu gehen. Habe ich je gedacht, Yoga wäre meine neue Leidenschaft? Wie überall im Leben mag man auch beim Yoga manches mehr als anderes. Heute mag ich Yoga insgesamt nicht besonders.

BIN GLÜCKLICH, ALS ES GESCHAFFT UND GILL WEG IST.

TAG 47
Golf und Yoga

Endlich mal schönes Wetter! Sonnenstrahlen und blauer Himmel, welch ein unglaublich herrlicher Anblick nach Monaten in Grau. »Lass uns eine Runde Golf spielen!«, schlägt mir eine Freundin vor. Ich habe seit langer Zeit nicht mehr gespielt und bin gespannt, wie es läuft und ob mein Yoga mir zu besserem Golfspiel verhelfen wird. Viele gute Golfer machen Yoga. (Übrigens auch Karatekämpfer – das nur mal so am Rande.) Ich bin weder eine gute Golferin, noch mache ich lange Yoga. Trotzdem: Ein Mehr an Beweglichkeit sollte doch zu einem dynamischeren Schwung verhelfen, denke ich mir.

Es ist kalt, sonnig, der Wind bläst. Ich spiele nicht besser Golf als sonst (leider!), aber ich habe das Gefühl, mich besser konzentrieren zu können. Ich bin nicht so husch-husch, sondern nehme mir Zeit. Auf das Ergebnis hat das allerdings keinen Einfluss. Noch nicht, tröste ich mich. Kann ja noch kommen.

TAG 48
Yoga-Charity

Am kommenden Samstag ist es so weit. Ich habe mich zu einem Workshop angemeldet. Gemeinsam gegen Menschenhandel: Yoga stops Traffick – so heißt eine Initiative der Odanadi-Seva-Stiftung in Mysore (Indien). Wörtlich übersetzt heißt Human Trafficking »Menschenhandel«. Die Initiative kümmert sich um Opfer des Menschenhandels, der Zwangsprostitution und der modernen Sklaverei. Am 12. März jeden Jahres kommen Menschen an unterschiedlichen Orten weltweit zusammen, um die Aufmerksamkeit auf die Missstände zu lenken und gemeinsam gleichzeitig Spenden für die Stiftung zu sammeln. Ganz bei mir in der Nähe gibt es eine Yoga-Schule, die bei der guten Sache dabei ist. Teilnahmebedingungen sind eine Spende von mindestens 20 Euro und der Wille, bis zum Ende auszuharren. Man muss sich verpflichten, die Zeit, die 108 Sonnengrüße brauchen, im Raum zu bleiben. Pausen sind aber jederzeit erlaubt. Zum Glück: Ich habe noch nie 108 Sonnengrüße am Stück absolviert und ehrlich gesagt einige Bedenken, ob ich das schaffe. Ich nehme mir aber vor, nicht zu pausieren, bis nicht mindestens ein anderer Teilnehmer auch schwächelt! Da ist er wieder, mein Ehrgeiz …

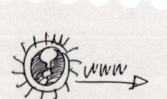

Homepage: http://www.yogastopstraffick.org

TAG 49
Klarer Kopf

Im Hatha-Yoga sagt man: Herrschaft über den Körper verhilft zur Herrschaft über den Geist! Ich möchte nicht so weit gehen zu sagen, ich hätte schon die Herrschaft über meinen Körper – aber ein wenig mehr als früher habe ich ihn sicherlich im Griff. Er gehorcht noch lange nicht so, wie ich das gern hätte, aber er bemüht sich redlich. Ich habe kapiert, dass ich ihn zu nichts zwingen kann, aber er sich durch sanften Druck zu einigen Zugeständnissen bewegen lässt. Herrschaft über den Geist aber? Ein hehrer Gedanke. Ich werde mich erst mal weiter dem Körper widmen. Lieber Körper, ich hätte dich gern im Lotossitz. Trotz der höflichen Bitte: Ein Bein bekomme ich dahin, wo es hin soll. Das andere denkt gar nicht daran. Immerhin: Es ist ein Fortschritt. Zu Beginn wollte nicht mal ein Fuß in die Nähe der Hüfte … Das andere Bein braucht eben noch.

Ein klarer Kopf aber – das ist bei mir mit Sicherheit eine Lebensaufgabe …

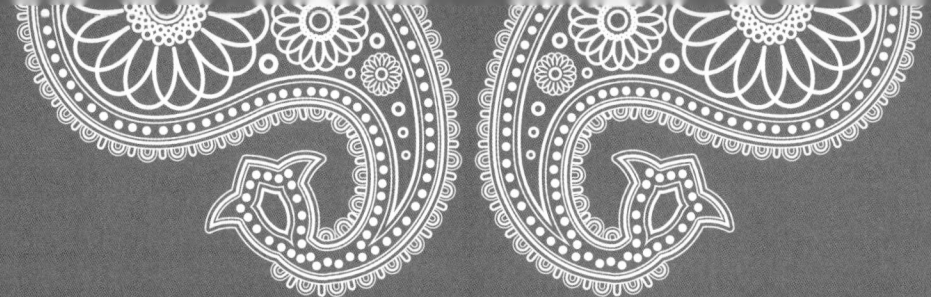

Woche 08

Yoga-Halbzeit
Schlafmittel, Yogi-Männer und 108 Sonnengrüße

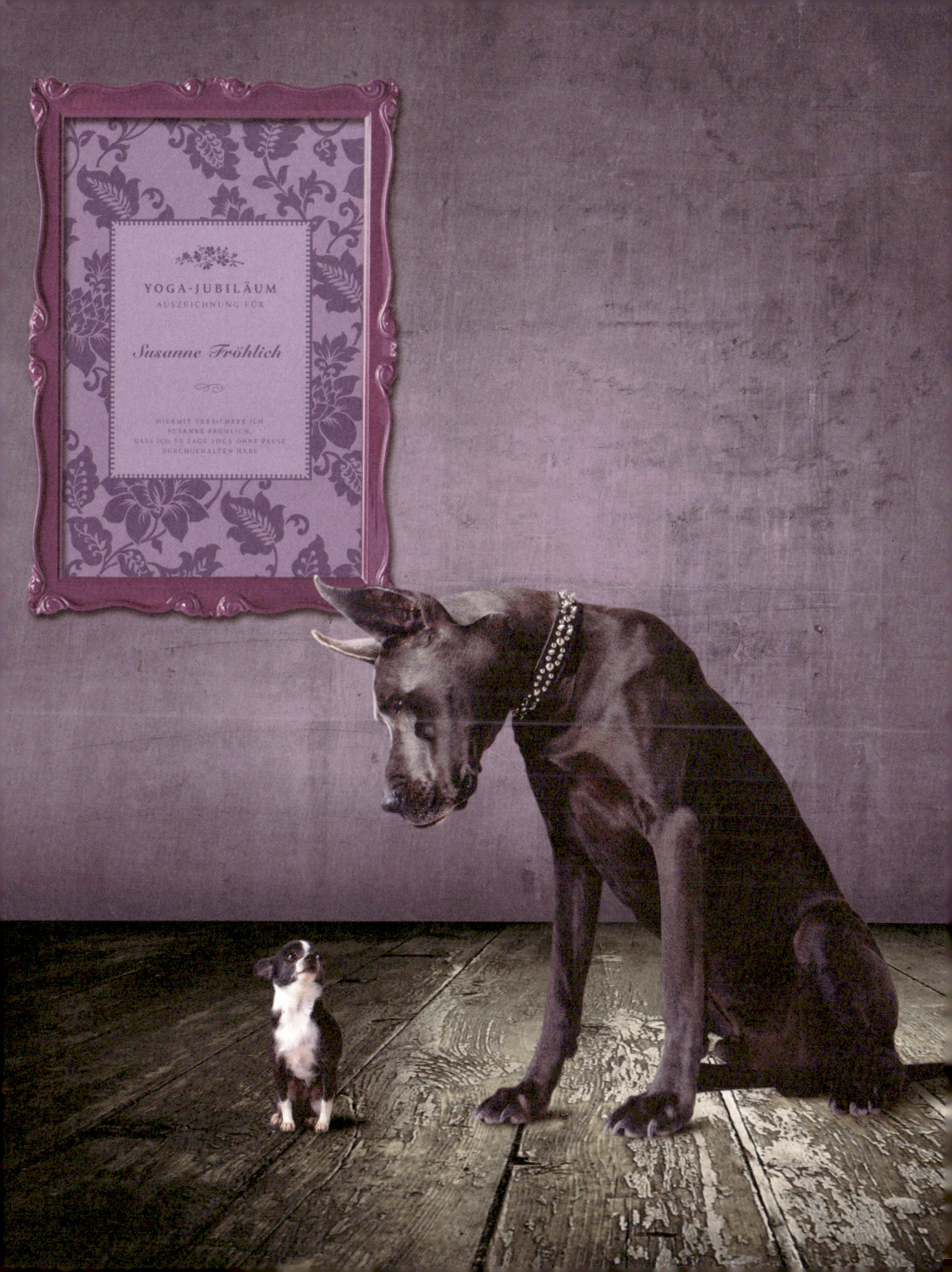

YOGA-JUBILÄUM
AUSZEICHNUNG FÜR

Susanne Fröhlich

HIERMIT VERSICHERE ICH
SUSANNE FRÖHLICH,
DASS ICH 50 TAGE YOGA OHNE PAUSE
DURCHGEHALTEN HABE

TAG 50
Yoga-Jubiläum

Wer hätte das gedacht? Immerhin 50 Tage mache ich nun Yoga. Verleihe mir selbst eine kleine Medaille! In Gedanken! 50 Tage lang täglich Yoga. Schon mehr als Halbzeit. Komischerweise ist mir das Durchhalten viel weniger schwergefallen, als ich dachte. Ab und an musste ich mich ein bisschen überwinden, aber zumeist hatte ich Lust auf meine Übungen. Mein Schweinehund ist richtiggehend zusammengeschrumpft. Er ist so klein, wie er noch nie war. Ein Miniaturhund! Eben noch war er eine Dogge und jetzt ist er gerade mal ein Chihuahua. Ich kann ihn einfach wegstecken. Das ist ein herrliches Gefühl. Aber man weiß ja nie: Ich werde ihn im Auge behalten. Egal, wie klein er gerade erscheint. So ein Hund kann ganz schnell wieder wachsen …

Aber woran liegt das mit dem Schrumpfhund? Wieso fällt mir diese Disziplin auf einmal so leicht? Ich glaube, es liegt an der Tatsache, dass ich spüre, wie gut mir Yoga tut. Und zu wissen, dass nur eine Viertelstunde nötig wäre, erleichtert die Sache. Außerdem kostet es fast so viel Zeit, für die 15 Minuten Minimumtraining eine überzeugende Ausrede zu finden.

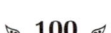

TAG 51
Sandmännchen

Seit gut einem Jahr schlafe ich schlechter als früher. Ich war immer der Typ Frau, den man irgendwo ablegen konnte und der wie auf Kommando geschlafen hat. Im Flugzeug, sogar in der Disco (lange her!) und in der Kinovorstellung *Das Schweigen der Lämmer*. Ich hatte nie Probleme mit dem Einschlafen (dafür immer mit dem Aufstehen!), bin mit meinem neuen Problem aber in meiner Altersklasse der Mitt- und Endvierziger nicht allein. Die leidige Hormonumstellung ist schuld.

Ich weiß, dass Yoga nicht alles kann, und mit Sicherheit bin ich weit davon entfernt, Yoga für ein Allheilmittel zu halten. Aber seit ich Yoga mache, schlafe ich wieder gut. Tief und vor allem durch. Ist das nur mein Empfinden, die Erschöpfung oder gibt es dafür Belege?

Recherchiere im Netz und finde tatsächlich Hinweise auf die Wirkung von Yoga bei schlechtem Schlaf. Yoga reguliert das Nerven- und Hormonsystem und entspannt, was dazu führt, dass man besser schläft.

YOGA – MEIN NEUER SANDMANN!
GUTE NACHT!

TAG 52
Nervige Missionarin

Ich glaube, ich brauche dringend einen Maulkorb, zumindest gelegentlich. Oder eine eingebaute Wörtersperre. Ich fange an, etwas zu tun, was mir bei anderen gehörig auf den Keks geht: Ich missioniere. Halte ungefragt Vorträge über Yoga und seine fantastischen Auswirkungen. Noch vor zwei Monaten hätte ich mich selbst schön genervt. Was ist an Yoga dran, dass man ständig den Drang hat rumzuschwärmen? Ich bin einfach so begeistert, dass ich denke, es sollten mehr Leute ausprobieren. Aber bringt das Gequassel was? Kann man Menschen auf diese Weise wirklich überzeugen? Ich weiß, dass eher die gegenteilige Wirkung eintritt. Wenn man sich ständig unfreiwillig Vorträge anhören muss, führt das nicht zu größerem Interesse. Ganz im Gegenteil. Man denkt irgendwann nur noch: Lass mich bloß in Ruhe mit dem Kram. Versuche, den Ball flach zu halten. Werde nicht mehr über Yoga reden, wenn ich nicht dazu aufgefordert bin.

SOLLTE ICH ES DOCH TUN – WEHREN SIE SICH, BITTE!

TAG 53
Ich will 'nen Yogi als Mann?!

Ich bin seit einiger Zeit wieder Single und am Überlegen, ob ich mein Beute-schema um Yogi-Männer erweitern sollte. Aber: Ist so ein Yogi alltagstauglich? Macht er Spaß? Passt er in mein stinknormales Leben?
Ich bin mir unsicher. Kann man mit einem Yogi-Mann richtig streiten? Oder ist er so friedfertig und omt vor sich hin, wenn es hart auf hart kommt, er also mal ein

ernstes Wort mit dem Klempner reden müsste? Ist er innerlich und äußerlich so rein, dass eine Currywurst ein Frevel wäre? Muss man mit einem Yogi-Mann im Haus Fleisch in einem gesonderten Kühlschrank aufbewahren? Darf man dann noch ab und an Germany's next Topmodel gucken oder wird man dauernd ermahnt, seinen Geist nicht mit solcherlei Banalitäten zu verunreinigen? Werde ich mein Sofa entsorgen müssen, weil wir nur im Lotossitz auf dem Boden hocken? Wie sieht es aus mit Alkohol? Zigaretten? Auch Knoblauch steht nicht auf der Must-Have-Liste von engagierten Yogis. Bei wahren Yogis spielt außerdem eine gewisse Askese eine Rolle. Ein Wort, das mir per se ein wenig Angst einjagt. Es klingt so freudlos.

Ein Mann, der mit mir Yoga übt, kein Problem. Das könnte nett werden.

Ein Yogi und ich – das stelle ich mir schwierig vor. Aber mal abwarten …

AUSSERDEM IST DA JA NOCH DIE SACHE MIT DEM BESSEREN SEX …

TAG 54
Yoga-Slang

Obwohl ich mich in die Yoga-Welt Schritt für Schritt hineinfinde, bin ich oft noch sehr überrascht. Neulich habe ich mir – in einem Anfall von Wahn – neben diversen Modezeitschriften auch noch ein Yoga-Heft gekauft. Beim Blättern durch die Zeitschrift hätte ich ein Wörterbuch sehr gut gebrauchen können. Das Yoga-Vokabular ist mir immer noch reichlich fremd. Es ist wie ein Eintauchen in eine andere Welt. Eine abgeschlossene Welt, zu der nur Eingeweihte Zugang finden. Vielleicht ist genau das ja auch der Zweck: sich als Mitglied eines ganz exklusiven Clubs zu fühlen.

Hier nur ein paar der Begriffe, die mir große Fragezeichen ins Gesicht gezaubert haben: Nadi-Vijnana, Yama, vedische integrale Bewusstseinsparadigmen. Yoga-Zeitschriften gehen schlicht davon aus, dass man voll drin ist in der Materie. Werde mich einarbeiten. Oder doch eher andere Zeitschriften lesen? Ich glaube, man kann auch sehr schön Yoga üben, wenn man keine Idee hat, was vedische integrale Bewusstseinsparadigmen sind.

TAG 55
Hirn-Yoga

Viele Yogis meditieren. Meditation hat, das weiß man, unter anderem positive Auswirkungen aufs Gehirn. *Die* Meditation gibt es natürlich nicht. Was erforscht wurde, sind immer nur bestimmte Formen der Meditation: Yoga-Meditation, Zen-Meditation und die sogenannte Achtsamkeitsmeditation. Vor allem im medizinischen Bereich spielt die von der Achtsamkeitsmeditation abgeleitete Methode der *Mindfulness-Based Stress Reduction* (MBSR) des Molekularbiologen und Stressforschers Jon Kabat-Zinn eine große Rolle. MBSR wird seit über 20 Jahren in der Therapie eingesetzt und ist bestens untersucht. Die Effekte sind, vor allem was die Reduktion von Stress angeht, unbestritten. Dazu kommen Veränderungen der Gehirntätigkeit, Effekte, die sich auf die Ebene der Erkenntnis und Denkweise des Meditierenden beziehen (kognitive Effekte), und solche, die in Bezug auf bestimmte Krankheitsbilder wie Depression heilende Wirkungen haben. Als Faustregel kann man sagen, dass stärkere Effekte der Meditation – wie etwa die Zunahme der grauen Substanz im Gehirn – erst nach langer und regelmäßiger Übungszeit eintreten. Eine Ausnahme bilden neuere Meditationsverfahren, die insbesondere im klinischen Bereich eingesetzt werden, um schnellere Wirkungen zu erzielen.

Allerdings sollte man nicht vergessen, dass Meditation nicht für jeden in gleicher Weise geeignet ist. Bestimmte Erkrankungen der Persönlichkeit können durch Meditation verstärkt werden, was den Gesamtzustand des Meditierenden dann verschlimmert. Zuweilen kann es auch zu unangenehmen Nebeneffekten wie Unruhe und Frustration kommen – die vermutlich mit dem Wechsel in den Alltag verbunden sind, die dann eher als störend und negativ wahrgenommen werden. Doch das sind vorübergehende Nebenwirkungen, die sich bei längerem Üben unter guter Anleitung auf die Dauer überwinden lassen.

Wer mehr dazu wissen will: Ulrich Ott, *Meditation für Skeptiker. Ein Neurowissenschaftler erklärt den Weg zum Selbst*, München 2010 (O. W. Barth Verlag).

TAG 56
108 Sonnengrüße

Heute ist der große Tag. Erstmals werde ich in einer großen, mir fremden Gruppe Yoga machen. Charity-Yoga gegen Menschenhandel.

Das Studio ist wirklich schön. Eine wunderbare alte Villa, alles ist hell und freundlich, auch die Frau, die mich begrüßt. Ich muss sagen, das ist etwas, was mir auffällt. Yoga-Menschen haben häufig etwas Strahlendes. Ihre Art wirkt nie aufgesetzt, sondern immer so, als würden sie irgendwie von innen heraus strahlen. Es ist mir schwergefallen, das zuzugeben und vor allem auch zu schreiben. Von innen heraus strahlen, das klingt ein bisschen esoterisch. Aber mir fällt kein anderer Ausdruck dafür ein.

Wir sind etwa 15 Personen, davon bestimmt zwei Drittel erheblich jünger als ich. Ich gucke mich unauffällig um und versuche zu erahnen, wer hier derjenige oder diejenige sein könnte, der zuerst aufgibt. Ich darf ja nicht. Habe ich mir selbst vorgeschrieben. Ich kann hart mit mir sein. Wenn ich mir etwas vornehme, versuche ich es durchzuziehen, egal, ob es wie hier Publikum gibt oder ich nur für mich allein durch den Wald renne. Ich habe eine kleine Tendenz, mich selbst zu quälen, oder sagen wir: mit mir selbst zu wetten. Nehmen wir mal meine Hassliebe Joggen: Wenn ich beschließe, eine bestimmte Strecke zu laufen, laufe ich sie. Auch wenn es mich an meine Grenzen bringt. Meine Mutter hat mich mal gefragt, warum ich dann zwischendrin nicht einfach eine Pause mache. »Es sieht dich doch keiner?«, hat sie gemeint. Das stimmt natürlich, und es weiß ja auch niemand, was ich mit mir selbst abgemacht habe, aber ich mache trotzdem keine Pause. Einfach weil ich ja diesen Deal mit mir abgemacht habe. Das ist sicherlich etwas kindisch, aber es entspricht nun mal meinem Naturell.

Auch hier weiß keiner von meinem Vorhaben, nur ja nicht als Erste zu schwächeln (was an sich ja, wie ich sehr wohl weiß, keineswegs eine Schande wäre …).

Die Übungen beginnen, die Sonnengrußarie startet. Immer wieder der gleiche Ablauf. Sonnengruß für Sonnengruß für Sonnengruß. Nach den ersten acht habe ich das unschöne Gefühl, dass diese Monotonie irre langweilig werden wird. Aber nach weiteren 25 Sonnengrüßen macht mir genau diese Monotonie Spaß. Man funktioniert wie ein Automat. Muss sich nicht darauf konzentrieren, die richtige Übung zu machen, sondern kann sich darauf konzentrieren, die Übung richtig zu machen.

Ich versuche, sehr bewusst zu atmen und nicht darüber zu sinnieren, wie lange das hier noch dauern wird. Auch nach einer guten Stunde hat sich noch niemand erschöpft auf seine Matte gelegt. Anscheinend sind um mich rum lauter erfahrene Yogis. Eine Gruppe Menschen, die fast synchron zu monoton gesprochenen Anweisungen die immergleichen Bewegungen macht, hat eine sehr beruhigende Wirkung. Die Lehrer wechseln sich ab. Benutzen Sanskritwörter, von denen ich keine Ahnung habe, was sie bedeuten. Man fühlt sich im positiven Sinne wie ein Hamster im Rad. Man läuft einfach so mit. Ein bisschen Probleme macht mir die ständige tiefe Liegestütze (Chaturanga), denn dummerweise wird hier der schwerere Sonnengruß praktiziert … keine Kobra, wie ich sie meist übe, sondern heraufschauender Hund …

Nach etwa einer Stunde und 45 Minuten ist es geschafft. Ich bin schweißnass. (Dummerweise hatte ich den Platz neben der Heizung, habe sie aber nach etwa 50 Sonnengrüßen runtergedreht.)

Es war schön. Aber für heute habe ich die Sonne ausreichend oft gegrüßt.

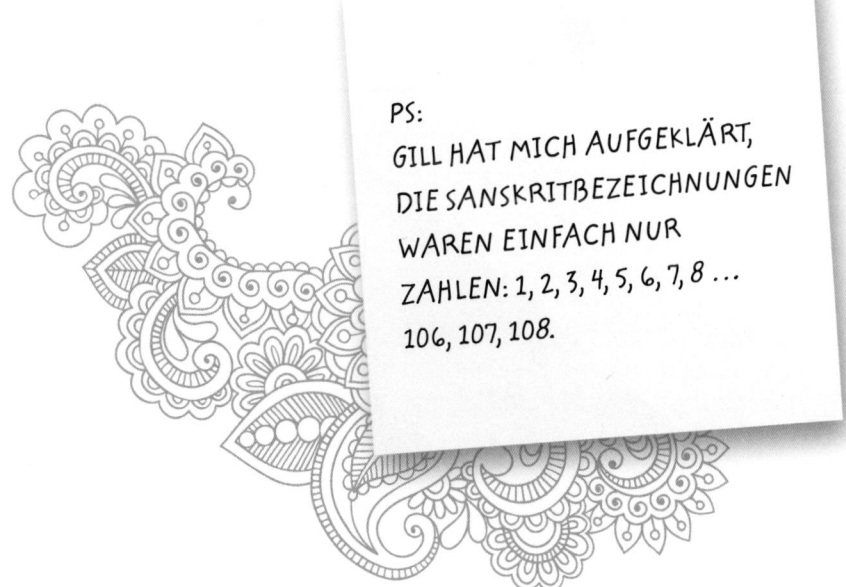

PS:
GILL HAT MICH AUFGEKLÄRT,
DIE SANSKRITBEZEICHNUNGEN
WAREN EINFACH NUR
ZAHLEN: 1, 2, 3, 4, 5, 6, 7, 8 …
106, 107, 108.

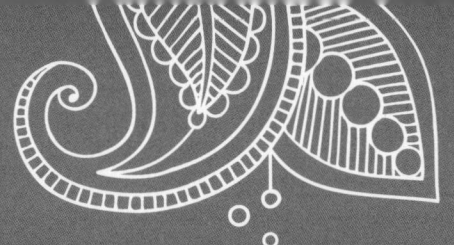

Woche 09

Ego-Yoga?
Achtsamkeit, Puls und Pommes

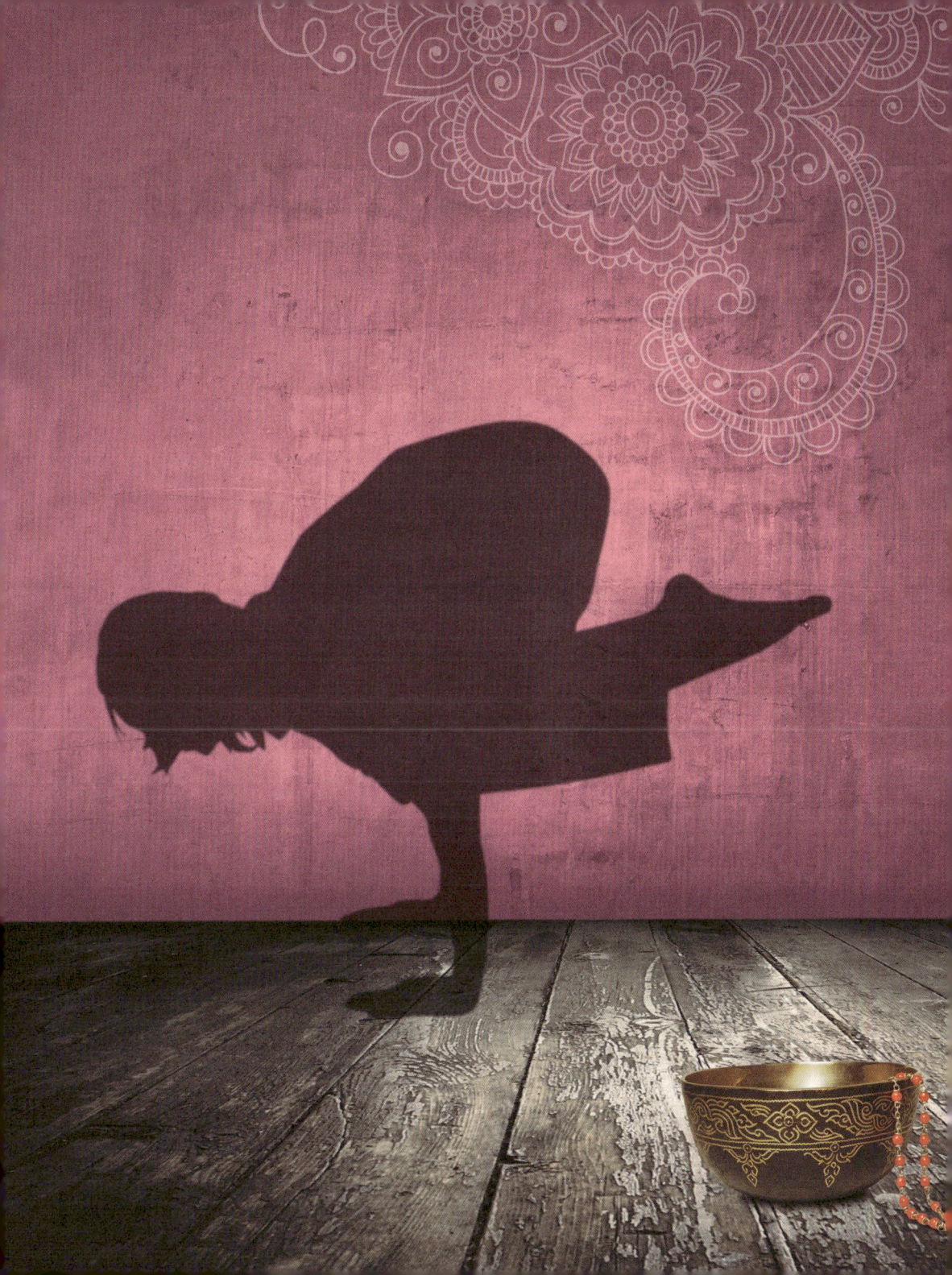

TAG 57
Jammerkrähe

Ich habe schlimme Schmerzen. Mein Nacken, meine Schultern, die ganze Schulter-partie bis hoch zum Kopf tut mir weh. Allerdings nur die linke Seite. Meine linke Schulter ist so was wie meine Achillessehne. Ich will keine langweiligen Kranken-geschichten erzählen, deshalb nur schnell die Kurzform. Vor vier Jahren, im Som-mer 2007 war ich in Marathonvorbereitungen. Ausnahmsweise mal in guter Form, motiviert und willig, den verdammten Marathon zu laufen. Bei einer Trainingsein-heit ist es passiert. Ich bin gestolpert und gefallen. Das muss man beim Joggen erst mal schaffen. Das Ergebnis: eine traumatische Schulterluxation. Die Schulter leer und eckig, der Arm eine Etage weiter unten. Kein schöner Anblick, etwas sonst Zusammenhängendes derart getrennt zu sehen. Aber mal abgesehen vom Anblick: Es hat wirklich saumäßig wehgetan. Um die Geschichte, die ich an sich sehr gern erzähle (aber niemand will sie mehr hören), abzukürzen: Arm ohne Betäubung (uah!) wieder rein, dann zwei Wochen Schlingenverband, danach OP und vier Monate Gestell für den Arm – Tag und Nacht. Sehr gemütlich beim Schlafen! Ein knappes halbes Jahr nach dem Unfall durfte ich das Gestell ablegen, und der Arm war steif. Ein halbes Jahr Krankengymnastik (mit viel Geheule) und Schulter und Arm hatten annähernd wieder ihre alte Beweglichkeit. Der Rest von mir leider nicht. Dazu hatte ich ein Mehr von etwa 18 Kilo. Mit dem Gestell hatte ich Monate sitzend und liegend verbracht. Fast wäre ich mit meiner Couch ver-wachsen! Heute ist meine Schulter wieder nahezu okay, aber eben nur nahezu. (Wer Interesse an der ganzen Geschichte hat – jederzeit gern!) Schon deshalb habe ich immer ein bisschen Angst, wenn es um die Schulter geht. Aber immerhin ist sie an ihrem angestammten Platz. (Ich habe ja auch genug Metall dort, das sie festhält.) Sie tut nur weh. »Muskelkater«, denke ich, »der geht vorbei.« Ein paar Yoga-Übungen mache ich trotzdem. Vorsichtig. Ich will es einfach.

TAG 58
Aua!!!!

Schulter und Nacken hart wie nur was – ich fühle mich eingeschränkt, will mich aber von meinem Körper nicht beschränken lassen. Ich bemitleide mich kurz, es überwiegt aber der Ärger. Was fällt meiner Schulter ein? Das war Charity, das muss so eine Schulter schon mal aushalten. Ist doch für einen guten Zweck gewesen.

Besuche meinen Schwager, der, welch Glück, ein wunderbarer Orthopäde ist. »Alles total verspannt«, lautet seine Diagnose. Massage wäre gut, befindet er. Ich frage, ob ich weiter Yoga machen darf? Ich darf. Uff. Erstaunlicherweise hatte ich richtig Bedenken, er würde mir »mein« Yoga verbieten. Ich habe mich mittlerweile so daran gewöhnt und möchte es nicht mehr missen. Nicht mal für eine Woche. Verrückt, aber wahr. Vor gut 50 Tagen habe ich widerwillig angefangen, und jetzt will ich es nicht mehr aufgeben. Hätte ich nicht für möglich gehalten.

Ist Yoga schuld an meiner verhärteten Schulter? Meinem sehr angespannten und verspannten Trapezmuskel?

Irgendwie denke ich, nein. Hoffe, nein!

Je mehr ich darüber nachdenke, umso mehr glaube ich, dass Golf der Übeltäter war. In der Kälte den Körper verbiegen und dazu stundenlang ein ziemlich schweres Bag auf dem Rücken tragen – das mochte meine Schulter augenscheinlich nicht.

Freispruch für Yoga. Beschließe, bei manchen Übungen trotz allem ein wenig vorsichtiger zu sein.

Habe dann doch noch mal nachgedacht und glaube, dass 108 Sonnengrüße am Stück vielleicht ein wenig viel waren. Vor allem in der anspruchsvollen Variante. Habe mal wieder übertrieben. Und mein Körper straft mich sofort ab.

Geschieht mir irgendwie recht. Ich wollte es natürlich unbedingt schaffen. Doch mentale Bereitschaft und ein starker Wille sind das eine, die körperlichen Vorraussetzungen das andere.

FREISPRUCH FÜR GOLF UND YOGA — KEIN FREISPRUCH FÜR MICH. DIE SCHULTERSCHMERZEN SIND EINZIG UND ALLEIN MEIN VERDIENST! AUCH DAS NOCH ...

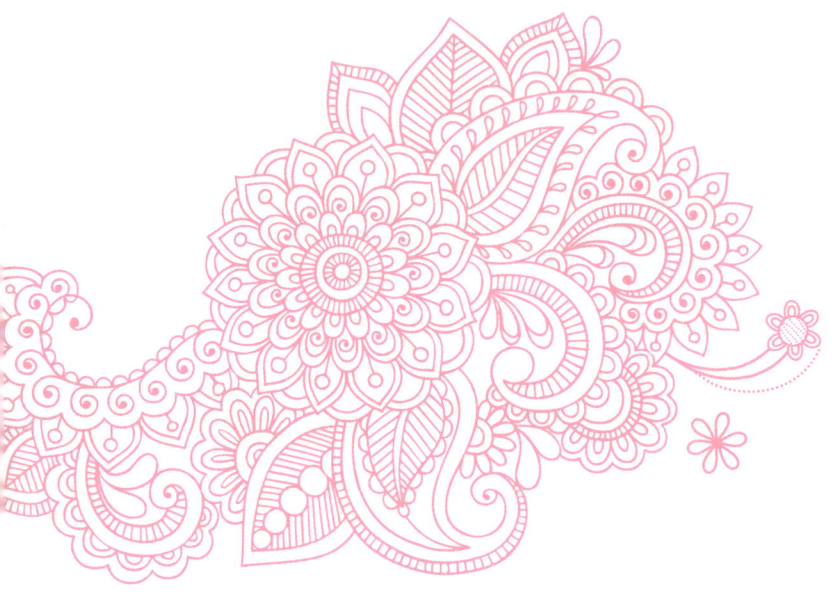

TAG 59
Achtsamkeit

Achtsamkeit ist so ein Wort, das ich immer ein wenig milde belächelt habe. Vielleicht weil es so besinnlich klingt. Jetzt habe ich über das Thema länger nachgedacht. In vielen meiner Yoga-Bücher wird Achtsamkeit erwähnt. Manchmal beschlich mich beim Lesen sogar der Eindruck, es ist eine Art Schlüsselwort im Yoga. Es geht um Achtsamkeit sich selbst und auch anderen gegenüber. Das schließt definitiv auch meine eigene Schulter mit ein. Also: Susanne, gib acht auf die Schulter! Mehr auf sich zu achten, heißt nicht automatisch etwas Äußerliches, dass man sich exzessiver pflegt oder cremt oder rasiert oder was auch immer. Ein wenig mehr in sich reinhören, was geht und was nicht – das könnte damit, auf sich zu achten, auch gemeint sein. Sorgsam mit sich und anderen umgehen. Eigentlich ein sehr schöner Ansatz.

ICH NEHME MIR VOR: ACHTSAMER SEIN!

TAG 60
Yoga-Stile

Wer erstmals einen Blick in Richtung Yoga wirft, ist oft irritiert. Yoga ist nämlich nicht gleich Yoga. Man fühlt sich wie im Yoga-Dschungel. Power-Yoga, Kundalini-Yoga, Bikram-Yoga, Jivamukti-Yoga … Die große Frage ist nur: Welches Yoga hätten Sie denn gern?

Für mich war klar, dass es ein möglichst sportliches Yoga sein muss. Ohne viel Chichi drumherum. Übungsfolgen, bei denen vorher, wenn möglich, nicht gechantet wird. Dass man, bevor man mit den Asanas anfängt, in Ruhe Atemübungen macht und nach der Praxis entspannt, daran habe ich mich gewöhnt. Deswegen halte ich es auch nicht für ausgeschlossen, dass ich irgendwann mal mit Herzenslust chanten werde. Unwahrscheinlich – aber wie sagt man so schön:

NICHTS IST UNMÖGLICH.

TAG 61
Lebe ich noch?

Wache morgens auf und suche meine Brille. Ohne Brille finde ich nicht mal den Weg aus meinem Bett. Das ist leider kein Witz, sondern bedeutet nur, dass ich unglaublich kurzsichtig bin. Ich öffne auf der Suche eine Nachttischschublade und entdecke weit hinten meinen Blutdruckmesser. Den habe ich sehr lange nicht mehr benutzt. Ich überlege und denke, es wäre doch mal interessant zu wissen, ob sich da was getan hat. Wirklich gefährlich hohen Blutdruck hatte ich selbst mit meinem absoluten Höchstgewicht nicht. Wahrscheinlich weil ich zwar schwer, aber doch einigermaßen sportlich war. Wie schon erwähnt, Ausdauertraining habe ich eigentlich immer ein bisschen betrieben.

Ich finde die Brille unter dem Nachtisch und lege mir die Manschette des Blutdruckgerätes an. Das Ergebnis überrascht mich dann doch. Blutdruck ganz normal: 115 zu 75, aber mein Puls hat sich extrem verändert. Früher hatte ich einen Ruhepuls von etwa 60, heute Morgen 46. Bin ich etwa schon tot?

Ist ein niedriger Ruhepuls gut? Werde mich auf jeden Fall mal informieren. Fahre ich untertourig?

Frage bei befreundeten Ärzten nach und lese im Internet. Ein niedriger Ruhepuls ist ein Zeichen dafür, dass man gut trainiert ist. Durch regelmäßiges Training sinkt der Ruhepuls, dadurch erspart sich das Herz sowohl im Ruhezustand als auch bei Belastung jede Menge Schläge. Vereinfacht gesagt: Es hält im Zweifelsfalle länger.

TAG 62
Egoverbannung

Lese in einem Artikel, dass es enorm wichtig ist, sein Ego beim Yoga vor der Tür zu lassen. *Be satisfied with your own accomplishments* ist die Parole. Das heißt so viel wie: Sei zufrieden mit deinen Leistungen! Anscheinend fällt das nicht nur mir schwer, denn in vielen Yoga-Blogs ist genau das Thema. »Wie schaffe ich es, den Ehrgeiz, den Anspruch, mein Leistungsdenken vor der Tür zu lassen?« Wenn man die diversen Antworten darauf liest, ist man dann doch überrascht. Da geht es unglaublich schnell ans Eingemachte. Es antworten Menschen auf Fragen von ihnen völlig Fremden mit einer Härte und Strenge, die einen erschaudern lässt. Und dann schreiben sie unter ihre hämische, rüde und kritische Antwort Shanti, also »Frieden«. Seltsam!

Wo bleibt da das yogisch Friedfertige? Erst war ich verwundert, dann hat es mich beruhigt. Auch der engagierteste Yogi ärgert sich eben mal. Kann richtig sauer werden. Yogis sind eben auch keine Heiligen – wie gut.

Mein Ego will zwar immer noch nicht jedes Mal vor der Tür bleiben, aber manchmal gelingt es mir immerhin, wenigstens einen Teil draußen zu lassen. Ob es mir je ganz gelingt, keine Ahnung. Gelinde gesagt habe ich meine Zweifel.

ABER MEIN KÖRPER TUT SEIN BESTES, UM MEIN EGO IN SEINE SCHRANKEN ZU VERWEISEN.

TAG 63
Keine Müllhalde

Überlege, warum ich so anders esse. Bin ich mit 48 Jahren schlagartig sooo super vernünftig geworden? Wäre ja mal Zeit dafür, aber ich neige leider nicht so sehr zur Vernunft. Jedenfalls was mich selbst und vor allem was das Essen angeht. Insofern schließe ich einen plötzlichen Vernunftseinbruch aus.

Ist Yoga verantwortlich? Bringt mich Yoga dazu, anders zu essen? Geht das allen Yoga-Übenden so? Kann man sich dann nicht Weight Watchers, Schlank im Schlaf und Co. sparen? Was passiert in meinem Körper? Liegt es daran, dass ich ihn mit der gesunden Kost belohnen will? Belohnen für die Strapazen, die ich ihm zumute? Ist es der Gedanke, dass man keinen Müll in etwas kippen will, von dem man so viel verlangt?

So oder so: Fast-Food-Ketten können im Moment an mir nichts verdienen. Ich kann sogar entspannt daran vorbeigehen. Egal ob Fritten, Burger oder feiste Döner – sie lassen mich kalt. Kein Speichelfluss. Kein »Nein, Susanne, du darfst das nicht!«. Einfach kein Verlangen danach.

Woche 10

Wo bitte sind die Chakren?
Zehn Kilo, das Stirn-Chakra und die Schokoküsse

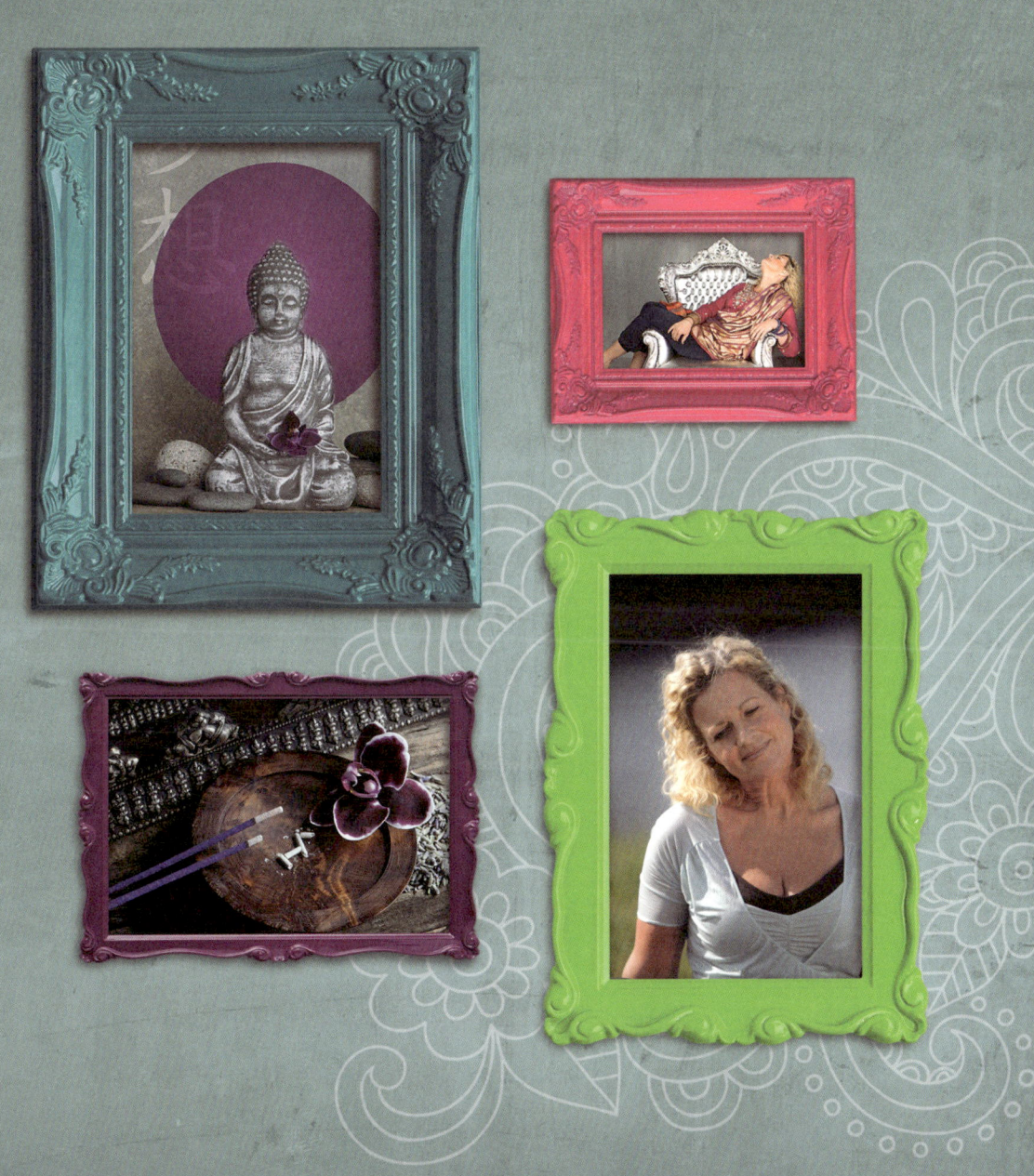

TAG 64
Yoga-Witze

Darf man über Yoga auch lachen? Oder ist das schon eine Form der Blasphemie? Manchmal hat man den Eindruck. Yogis gelten als sehr ernsthaft. Yoga ist für sie ein Lebensweg. Ich habe einmal gegenüber einer sehr engagierten Yoga-Freundin erwähnt, dass ich Yoga hauptsächlich zur körperlichen Ertüchtigung betreibe. Sie war richtiggehend entsetzt und sauer. »Yoga ist mehr als nur körperliche Ertüchtigung!«, hat sie mich abgemahnt. »Da geht es auch um Bewusstsein, die Verbindung von Körper und Geist!« Ich habe versprochen, mich zu bemühen …

Sucht man nach Witzen rund um Yoga oder über Yoga, findet man nicht viel. Ich habe nur diese hier gefunden:

Eine Gruppe Fledermäuse ruht sich in einer alten Scheune aus. Alle hängen kopfunter – bis auf eine, die sitzt aufrecht auf dem Balken. Die älteste Fledermaus fliegt zu ihr rüber und fragt besorgt: »Ist irgendwas nicht in Ordnung mit dir?« »Nein, alles bestens. Ich mach nur gerade Yoga.«

Oder: Eine junge Frau kaut Fingernägel. Ein Freund empfiehlt ihr Yoga, damit sie die lästige Angewohnheit loswird. Gesagt, getan, sie beginnt mit Yoga, und als ihr Freund sie nach einigen Wochen trifft, ist er beeindruckt. Ihre Fingernägel sind gewachsen. »Wow«, sagt er, »toll, hat dir Yoga geholfen, deine Nervosität zu besiegen?« »Nein«, kommt ihre Antwort, »aber ich komme durch Yoga jetzt an meine Zehennägel!« (Uahh!!!)

Und der noch: Drei Yogis meditieren in einer einsamen Höhle. Nach einem Jahr gibt es vor der Höhle ein Geräusch. Ein halbes Jahr später sagt einer der Yogis: »Oh, das war eine Ziege!« Wieder ein halbes Jahr später widerspricht Yogi Nummer zwei: »Ich denke, es war ein Maultier!« Ein ganzes Jahr später äußerst sich der dritte Yogi: »Wenn ihr nicht aufhört zu streiten, muss ich gehen!«

Nach meinem Geschmack allerhöchstens Schmunzler, aber mit Sicherheit keine Brüller, jedenfalls für mein Humorzentrum.

»Witzige« Bildchen gibt es hingegen einige. Ganz vorn rangieren Postkarten, Poster und Büchlein, in denen Kühe, Katzen oder Hunde in Yoga-Stellungen abgebildet sind. Erwachsene Menschen brechen beim Anblick dieser Abbildungen gern in Gekicher aus: »Oh, wie süß!« Aber es gibt ja auch Erwachsene, die Diddl-Mäuse gesammelt haben.

ALLES GESCHMACKSSACHE.

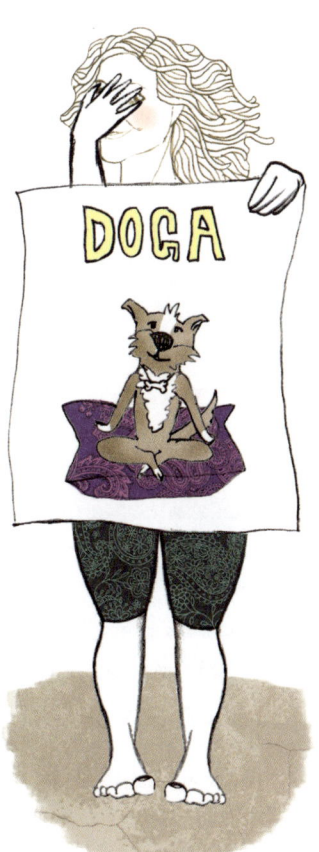

Ohne Worte!

TAG 65
Auf Chakra-Suche

Wer sich mit Yoga beschäftigt, stößt irgendwann unweigerlich auch auf das Thema Chakren. Als Chakren bezeichnet man – mal lax ausgedrückt – Energiezentren des Körpers.

Wikipedia dazu: »Die Yoga-Philosophie geht davon aus, dass die Bewusstseinsebene eines Menschen von der **Schwingungsfrequenz** seiner Chakren abhängt *(Schwingungslevel)*. Drehen die Chakren sich schnell, leuchten sie stark, und sind ihre Farben klar, soll der entsprechende Mensch nicht nur körperlich und seelisch gesund sein, sondern sich auch auf einer hohen spirituellen Entwicklungsstufe befinden. Wenn alle sieben Hauptchakren einschließlich des Kronenchakras vollständig geöffnet sind und die **Lebensenergie (Prana)** ohne Blockaden und Störungen fließen kann, spricht man im **Hinduismus/Buddhismus** von einem ›erleuchteten Menschen‹. In der christlichen Tradition sind Chakren als Innenräume bekannt (Alexa Kriele: *Wie im Himmel so auf Erden*), so entspricht das erste Chakra zum Beispiel dem inneren Meer, das zweite der Krypta, das dritte der inneren Quelle, das vierte der inneren Kirche, das fünfte dem Turm mit dem Marienengel, das sechste dem Raum mit dem inneren Weisen und das siebte dem inneren Kosmos. Wann immer auf christlichen Darstellungen **Engel** oder **Heilige** (heilig = heil sein) abgebildet sind, haben diese einen **Heiligenschein**, also ein erleuchtetes bzw. voll geöffnetes Kronenchakra. Sie sind demnach auf der höchsten spirituellen Entwicklungsstufe angelangt.«

http://de.wikipedia.org/wiki/Chakra, letzter Abruf Juli 2011.

Es gibt Haupt-Chakren, Neben-Chakren, untere und obere, transpersonale Chakren. Eine interessante Theorie, auch dass Körper und Seele durch die Chakren verbunden sind, keine Frage. Aber Chakren sind nichts, was man durch Ultraschall oder auf einem Röntgenbild sehen kann. Weder MRT noch CT machen Chakren sichtbar. Insofern fällt es mir schwer, an ihr Vorhandensein zu glauben. Das kann man ignorant finden, aber solange es keine wissenschaftlichen Belege gibt, wird meine Chakren-Skepsis sicherlich bleiben, obwohl mir die Abbildungen der bunten Punkte auf dem Körper durchaus gefallen.

Eine chakra-begeisterte Freundin hat bei einer Diskussion dazu nur den Kopf geschüttelt und gesagt: »Na ja, könnte alles an deinem Stirn-Chakra liegen!« Als sie mein fragendes Gesicht sah, hat sie ergänzt: »Das Stirn-Chakra, auch Drittes Auge genannt, ist zuständig für Weisheit, Fantasie, Intuition, Erkenntnis und eben auch Vorstellungskraft.«

Sie empfahl mir, mehr blau zu tragen, Jasmin oder Weihraucharomen einzusetzen und Märchen sowie Fantasygeschichten zu lesen, um mein gestörtes Stirn-Chakra zu entstören.

UNTER UNS: DAS HAT MICH DANN DOCH VERSTÖRT!
AUSSERDEM TRAGE ICH DAUERND JEANS –
UND DIE SIND JA WOHL BLAU!

TAG 66
Besuch im Sanitätshaus

Meine Schulter und mein Nacken geben nicht wirklich Ruhe. Ich ziehe los und besorge mir ein Utensil, mit dem ich in jedem Altersheim Begierden wecken könnte. Eine Art Heizdecke, die man anziehen kann. Sie bedeckt den kompletten Rücken und wärmt. Leider ist das Kabel bis zur Steckdose nicht arg lang, man kann also nicht wie früher mit der Trockenhaube einfach durchs Haus laufen, sondern ist ans Sofa gebunden.

Zusätzlich besorge ich mir für nachts Giga-Pflaster für den Rücken, die stundenlang Wärme abgeben. Ich werde diese Schulter und diesen Trapezmuskel schon besiegen. Bei aller Achtsamkeit: Ich habe keine Lust, mich von meiner Schulter bezwingen zu lassen. Ich pflege sie, ich kümmere mich um sie, erwarte im Gegenzug aber wenigstens eine Besserung.

Eine Hand wäscht die andere, oder gilt das nicht für Schultern?

TAG 67
Wunderwaage

Heute hatte ich so ein leichtes Gefühl und deshalb habe ich den Schritt auf meine langjährige Feindin gewagt: die Waage.

Wir zwei haben ein eher angespanntes und oft unerfreuliches Verhältnis, und schon deshalb habe ich in letzter Zeit (ein sehr weiter Begriff) einen großen Bogen um das fiese Stück gemacht. Man soll Dinge, die einem die Laune und den Tag verderben, meiden, und das habe ich absolut beherzigt. Natürlich könnte man das feige nennen. Oder als eine Art Vermeidungsstrategie auslegen. Beides ist sicherlich richtig. Außerdem will ich einfach nicht manisch werden. Ich habe Freundinnen, die mehrmals am Tag auf dieses niederträchtige kleine Teil steigen, und wenn das Ergebnis nicht nach ihrem Geschmack ist, schlechte Laune bekommen. Dieses Phänomen ist mir auch nicht völlig fremd ...

Andererseits nützt es natürlich dauerhaft wenig, einfach konsequent wegzuschauen. Das Grauen ist da – auch wenn man es sich nicht direkt vor die Nase hält. Ich habe mir angewöhnt, mich genauer anzuschauen und kleinere Schwankungen auf der Waage nicht ganz so ernst zu nehmen. Klamotten, die passen sollten, sind ein guter Indikator. Waagen sind sehr sensible Geschöpfe. Mehr Wasser, weniger Verdauung und schon hat man ein Plus von eineinhalb Kilo auf der Skala auszuhalten. Hormonelle Schwankungen sorgen auch gern für Extrakilos. Alle Diäterprobten wissen das, sind aber trotzdem schnell mal beunruhigt.

Vielleicht schaffe ich es irgendwann, meine Waage zur Adoption freizugeben – solange sie aber bei mir wohnt, werde ich versuchen, gelegentlichen entspannten Umgang mit ihr zu pflegen.

Heute ist die Waage mal ausnahmsweise meine Freundin. Ich habe seit Beginn meines Yoga-Experiments ungefähr zehn Kilo abgenommen. Etwa ein Kilo pro Woche. Es ist nicht so, dass sie nicht bemerkt hätte, diese Tatsache, dass an mir ein bisschen weniger dran ist. Also zehn Kilo bei einer schlanken Frau sind eine Menge, bei einem Moppel sind zehn Kilo allerdings auch schon der Bereich, wo es so langsam auch anderen auffällt.

Es sind 40 Stück Butter!

Schön wäre es, wenn die zehn Kilo auch, wie die Butter, komplett Fett wären. Das ist leider nicht der Fall. Aber ich will nicht meckern, zehn Kilo weniger auf meinen Rippen, das ist doch mal was. Vor allem, weil meine Yoga-Zeit keine Diätzeit war. Ich habe anders gegessen, aber das Schöne: Ich habe gegessen. Es hat sich nicht wie eine Diät angefühlt. Es gab keinen großen Plan und deshalb auch keine großen Verfehlungen. Das ist ja das Grausame an strengen Diätplänen. Es gibt viele Möglichkeiten zu sündigen. Allein das Wort: sündigen!

Wenn es dann passiert, man es einfach mal nicht schafft, sich an die Vorschriften zu halten, ist man sofort frustriert. Frust macht Lust auf Essen, und der äußerst fatale Kreislauf kommt in Schwung. Diesmal war mein Vorhaben nicht, Diät zu halten, sondern Yoga zu machen. Und meinem Körper Gutes zu tun. Was nicht schwer war, denn mein Körper hat nach einiger Zeit sehr deutlich gezeigt, was er gern hätte. Mein Körper hat einen sehr eigenen Willen. Das ist wirklich das Beste: Ich habe nicht gehungert. Ich will nicht mehr hungern. Ich will fit werden und Muskeln hervorlocken. Unter dem Speck. Schluss mit dem langjährigen Versteckspiel, liebe Muskulatur. Zeit für dich, in Erscheinung zu treten. Habe wirklich schon das Gefühl, dass sich mein Bizeps aus seiner Speck-tarnung hervorwagt … ganz vorsichtig und ganz, ganz langsam. Noch ist er für andere kaum sichtbar, aber ich merke, wie er raus will.

Probiere vor lauter Freude ein paar alte Jeans an. Aus meiner Vor-Moppel-Zeit. Immerhin, ich bekomme die Beine ein Stück hinein. Die Hose hochziehen – allein der Gedanke grenzt noch an Utopie, aber ich lege die entsprechenden Hosen auf kleine Stapel und sortiere sie neu. Gut, dass Bootcut wieder in Mode ist. »Wird sehr wahrscheinlich nie mehr was« heißt ein Stapel. »Es besteht Hoffnung« ein zweiter und »Da geht doch bald was« ein dritter.

Was für ein Glück, dass ich nicht alle zu kleinen Klamotten radikal aussortiert habe. Ein gewisser Drang zum Horten macht sich manchmal doch bezahlt. Auch wenn einen der Anblick der Miniaturfummel in Phasen des Moppel-Ichs sehr frusten kann. Ich habe sie einfach weit genug nach hinten im Schrank veräumt. Nach dem Motto: Aus den Augen, aus dem Sinn. Meine Mutter hat immer gesagt: »Diese winzigen Sachen kannst du wirklich mal wegtun!« Aber der Gedanke war mir immer unangenehm. Ich wusste, wenn ich sie final aussortiere, heißt das auch: Das wird nie mehr was mit dem Schlanksein.

TAG 68
Ende einer langen Liebe

Komme nach einem hektischen Tag nach Hause und der Kühlschrank ist leer. Kein Brot im Haus, kein Salat, kein Quark – das große Nichts schaut mich an. Der Kühlschrank ist ratzeputz leer gefressen. Danke, liebe Kinder!

Ich habe Hunger, Lust auf Nahrung und umkreise den Kühlschrank wie ein Aasgeier. Zum Glück gibt es noch ein vielversprechendes Kellerregal. Hier finde ich eine angebrochene Schachtel Schaumküsse. Uff. Schnelle Beute. Ich greife mir einen und setze mich gemütlich hin. Ich will nicht mehr so nebenher irgendwas in meinen Körper stopfen. Als ich so voller Vorfreude und Hingabe in den Schaumkuss beiße, bin ich entsetzt. Ich habe diese schokoladigen süßen Teile immer sehr gemocht, der hier schmeckt irgendwie seltsam. Zu süß, zu künstlich und gar nicht wirklich schokoladig. Ist was mit dem Schaumkuss? Oder ist was mit mir? Können die Dinger schlecht werden? Ich eile in den Keller, um einen zweiten zu testen. Das gibt es doch gar nicht! Ich schiebe ihn mir noch auf dem Weg nach oben in den Mund. Wieso schmeckt mir etwas nicht mehr, was mir viele Jahre Freude bereitet hat? Zwei Versuche, ein Resultat. Pappig und künstlich. Seltsam unecht. Gar nicht mein Geschmack.

Woher kommt mein Sinneswandel? Gut zwei Monate fast zuckerfrei (ein bisschen Zucker bleibt immer, ich sage nur: Balsamico und Co.) haben meine Geschmacksnerven anscheinend verändert. Man kann sich Zuckriges tatsächlich abgewöhnen. Ist das jetzt gut oder ein Verlust? Ich überlege und entscheide mich für gut. Sehr gut.

EINE LIEBESGESCHICHTE ENDET ABRUPT. SCHOKOKÜSSE WERDEN IN MEINEN TRÄUMEN WOHL NICHT MEHR AUFTAUCHEN.

TAG 69
Schläfriger Bär

Träume komplett wirres Zeug. Ich mache Yoga und zwar in Stellungen, die ich noch in keinem Buch sehen konnte. Dazu haben diese merkwürdigen Asanas Namen, die es so ganz sicher auch nicht gibt: herumliegendes Faultier, fiese Natter, pelzige Spinne, gefräßiger Koala, dicke Kakerlake. Was will mir diese Ansammlung von Namen sagen? Sind das alles Synonyme für mich selbst? Bin entsetzt über meinen Traum und wache davon auf. Beschließe, mit einer Runde »Früh am Morgen«-Yoga diese ekligen Tierchen aus meinem Kopf zu vertreiben.

DIE DICKE KAKERLAKE MACHT SCHNELL MAL DEN HUND!

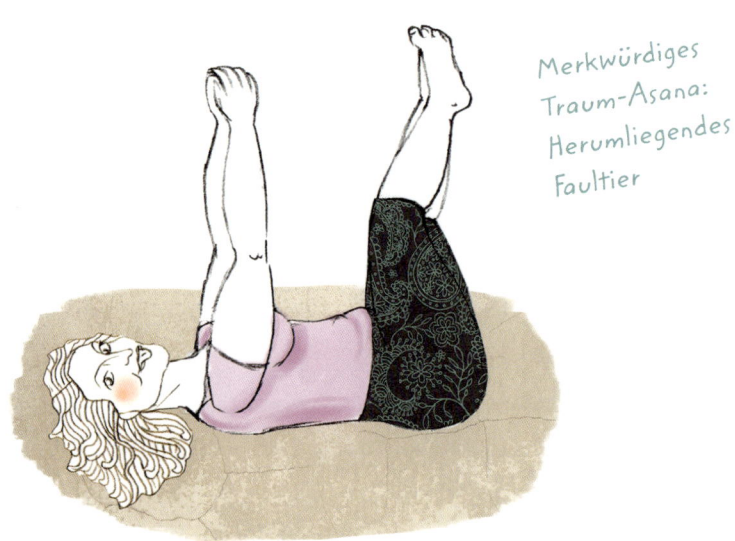

Merkwürdiges Traum-Asana: Herumliegendes Faultier

TAG 70
Lesefutter

Habe alles an Yoga-Literatur gelesen, was es so gibt. Ich neige zu Extremen. Wenn mich ein Thema packt, dann kann ich mich so richtig reinsteigern. Hier meine völlig subjektive Liste der tollsten Yoga-Bücher:

Das große Yoga-Buch von Anna Trökes. Anna Trökes ist allen, die sich in Deutschland für Yoga interessieren, ein Begriff. Sie ist die Grande Dame der Yoga-Szene. Ihr Buch ist so etwas wie ein Standardwerk für Yoga-Interessierte und -Übende. Hintergründe, Geschichte, Asanas, Tipps – alles rund ums Yoga kompakt und verständlich. Ich habe schon jede Menge Abende mit Frau Trökes verbracht und finde ihr Buch einfach fantastisch.

Lachen kann ich generell über Milena Moser. Die Schweizerin schreibt wunderbar. Ihr Roman *Schlampenyoga oder: Wo bitte geht's hier zur Erleuchtung?* ist selbstironisch und irre unterhaltsam. Ich hatte jede Menge Spaß mit Frau Moser. Faszinierend finde ich auch *Yoga-Anatomie 3D*, ein Buch, das zeigt, welche Sehnen, Muskeln, Bänder und Co. beim Yoga bei welchen Übungen beansprucht werden. Ein bisschen gruselig, aber sehr erhellend.

Yoga. Das große Praxisbuch für Einsteiger und Fortgeschrittene ist extrem preiswert und was für Leute, die sich gern Übungen detailliert anschauen. Ich suche mir aus dem Buch immer mal wieder neue Herausforderungen heraus, an denen ich mich dann abarbeiten kann.

Die *Yoga Bible* ist ein handliches kleines Buch (in Englisch), das es schafft, das Wichtigste rund ums Thema auf wenig Raum abzuhandeln. Auch hier liebe ich die detaillierte Beschreibung der einzelnen Asanas.

Yoga für dich und überall: 60 unglaublich nützliche Übungen für jedermann und jeden Tag von Ursula Karven ist ein hübsches kleines Buch mit Übungen, die man einfach so nebenher im Büro, im Bett oder unterwegs machen kann.

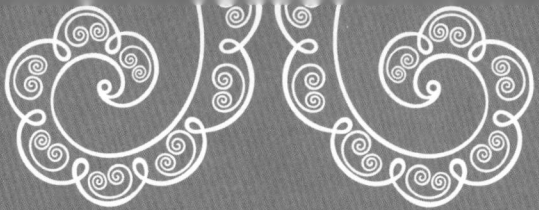

Woche 11

Yoga-Disziplin
Wahn, Schweinehund und Zügellosigkeit

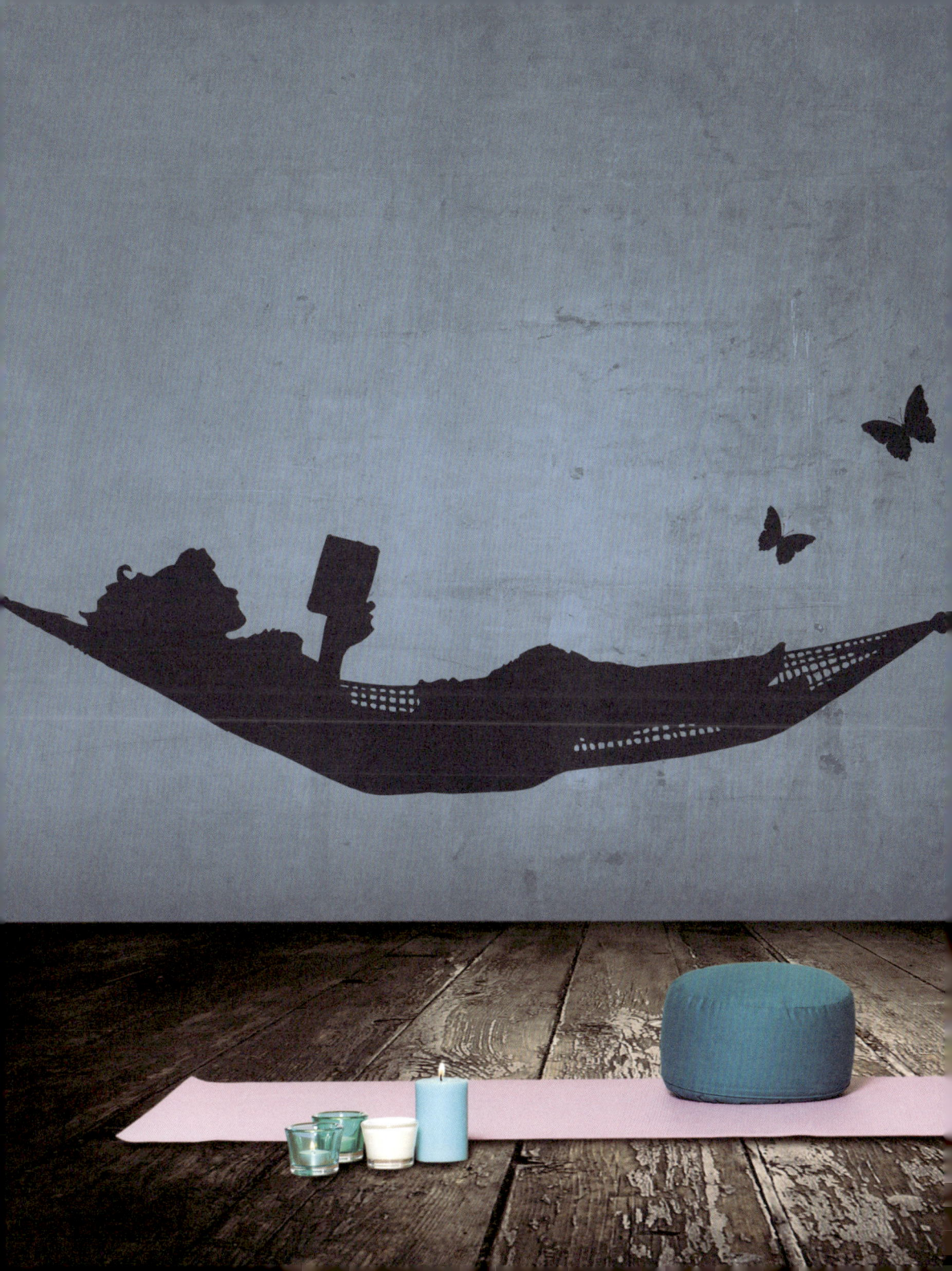

TAG 71
Schweinehundaufmarsch

Muss ich wirklich jeden Tag Yoga machen? Würde nicht jeder zweite Tag auch genügen? Sagen nicht viele, dreimal Sport in der Woche ist absolut ausreichend? Oder sogar nur zweimal 45 Minuten?

Versuche gerade mit mir selbst zu verhandeln. Heute fehlt mir jegliche Motivation. Ich bin absolut yoga-unlustig. Keine Ahnung warum. Ich habe keine Schmerzen, bin nicht übermüdet, nicht gestresst (wie auch, ich mache ja täglich Yoga …). Aber ich glaube, mein Schweinehund hat gerade einen sehr guten Tag. Will er wieder auferstehen? Sich mal wieder melden, wie ein alter Bekannter? Mir zeigen, wer der Herr im Haus ist?

»Sei doch nicht so streng mit dir!«, sagt eine Freundin. »Da geht doch das Abendland nicht unter, wenn du mal einen Tag pausierst mit deinem Programm!« Natürlich hat sie recht. Einerseits. Andererseits: Ich kenne mich. Wenn ich anfange, mich selbst zu entschuldigen, dem Schweinehund Raum gebe – dann breitet er sich ganz schnell ganz weit aus. Er ist ein maßloser Typ. Mit solchen Kerlen muss man extrem vorsichtig sein, das weiß ich nur zu gut. Erst nehmen sie den kleinen Finger, dann die ganze Hand.

ICH ROLLE MEINE MATTE AUS UND ZEIGE DEM SCHWEINEHUND, WER HIER DAS SAGEN HAT!

TAG 72
Wahnvorstellungen

Treffe mich mit zwei Freundinnen. Beide sehr schlank. Sehr, sehr schlank. Aber eine der beiden hadert andauernd mit ihrer Figur. Immer, wenn ich sie treffe, ist sie auf Diät. Und das, obwohl sie ein Figürchen hat, um das sie 17-Jährige beneiden würden. In Zahlen ausgedrückt: Sie ist 1,76 groß und wiegt 63 Kilo. Dazu hat sie ein Bindegewebe, für das ich sehr viel Geld bezahlen würde. Mit anderen Worten: Sie hätte jeden Grund, glücklich und zufrieden mit ihrer Figur zu sein. Aber sie ist es nicht. Das kann man albern finden und lächerlich, aber erstaunlicherweise können drei Kilo »zu viel« anscheinend ebenso belastend sein wie 20. Die drei Kilo, die meine Freundin loswerden will, werden bekämpft wie andernorts die Taliban. Mit einer absoluten Radikalität und Intensität. Aquagymnastik, Joggen, Pilates und dazu ausgesprochen karge Kost sollen die Pfunde dauerhaft vertreiben.

Morgens ein Müsli, mittags ein Vollkornbrot mit Frischkäse und Tomate und abends noch mal ein Vollkornbrot mit – Überraschung – Frischkäse und Tomate. Dieser Speiseplan hat mir sofort Hunger gemacht. Ich kann und will solche Pläne nicht mehr verfolgen. Davon mal abgesehen, dass ich aus leidvoller Erfahrung weiß, dass man das auf längere Strecke nicht durchhalten kann. Diese Reduzierung tut dem Stoffwechsel nicht sonderlich gut. Er bekommt es mit der Angst zu tun und fährt alles, was nicht dringend gebraucht wird, runter. Sobald dann wieder mehr Nahrung kommt, jubiliert der Körper und bunkert, was er kann. Aber mal ganz abgesehen von der Vernunft (auch ich war oft genug extrem unvernünftig, was dieses Thema angeht): Dieser ewige Kampf um lächerliche drei Kilo hat ja auch etwas irre Trostloses. Kostet viel Zeit und Energie. Zeit und Energie, die man herrlich auch für wesentlich erfreulichere Dinge verwenden könnte.

An mir wären noch diverse drei Kilos, die weg könnten, aber ich bin nicht mehr bereit, einen solchen Aufwand zu betreiben. Wenn sie einfach so flüchten – durch Sport und gesunde Ernährung – dann ist das sehr nett von den Kilos. Wenn nicht, dann halt nicht. So pragmatisch bin ich, jedenfalls in dieser Hinsicht, mittlerweile allemal.

TAG 73
Leberfleck ist umgezogen

Bin unter der Dusche, als es mir auffällt. Ich habe, seit ich denken kann, einen Leberfleck am Bauch. Während ich unter der Dusche stehe und an mir runter-gucke, kann ich ihn nicht finden. Er ist weg. Da ich ganz sicher keinen Haut-arzttermin hatte, bin ich ziemlich irritiert. Habe ich mir den Fleck jahrelang nur eingebildet? Sehe ich schon Dinge, die nicht da sind? Oder – fast noch schlim-mer – sehe ich Dinge nicht mehr, obwohl sie da sind? Entdecke den kleinen Ausreißer dann etwa 20 Zentimeter weiter weg. Er ist von der Vorderseite auf die Rückseite meines Körpers gezogen. Wollte er mal einen anderen Blickwinkel haben? Wie kann so etwas geschehen?
Ist er mit dem geschwundenen Speck umgezogen? Es gibt ehrlich wundersame Dinge … Ich hoffe jetzt einfach mal, dass er nicht beschließt, hoch in Richtung Gesicht zu wandern.

TAG 74
Räucherstäbchenbeichte

Ich habe sie noch nie gemocht. Räucherstäbchen. Ich finde den Geruch muffig, penetrant und störend. Dummerweise gehören Räucherstäbchen und Kerzen zu den absoluten Must-Haves der Yoga-Szene.

In Kursen gibt es meist in irgendeiner Ecke des Raumes eine Art Mini-Altar. Neben einer kleinen Buddhastatue zündelt ein Räucherstäbchen vor sich hin und zumeist brennt noch eine Kerze. An sich stört mich dieses Szenario wenig, aber ich brauche es nicht, um in Yoga-Stimmung zu kommen.

BEI MIR MACHT ES KLICK, WENN ICH DIE MATTE AUSROLLE.

TAG 75
Yoga-Love

Ich liebe Listen. Schon immer. To-do-Listen, Listen zum Aussortieren, Listen zum Entscheiden – ich habe einfach eine Listenvorliebe.

Hier meine ultimative Liste, nämlich darüber, woran man merkt, dass das Yoga einen gepackt hat:

- Man will nirgends ohne Yoga-Matte sein (so wie Linus mit seiner Schmusedecke).
- Man liest abends im Bett in Stellungsbüchern, die rein gar nichts mit Sex zu tun haben.
- Man fürchtet sich aus ganz neuen Motiven heraus vor dem Skorpion.

- Man sagt Namaste anstatt Hallo.
- Man erwägt die Anschaffung einer hübschen Holzkette.

TAG 76
Fessel-Yoga

Nein – das ist kein Aprilscherz, obwohl heute tatsächlich der erste April ist. Habe in einer Yoga-Zeitschrift (»Yoga aktuell«, Juni 2010) einen Artikel über Bondage-Yoga gelesen. Eine Berlinerin, Dasniya Sommer, gibt Kurse, die aus einer Kombination aus Japan Bondage, auch Shibari genannt, und Yoga bestehen. Ich hatte erst mal keine Ahnung, was Japan Bondage ist. Bondage ist ein englischer Begriff und bedeutet »Unfreiheit« oder »Knechtschaft«. Es geht um Fesselungen. Bondage spielt in der Sado-Maso-Szene eine wichtige Rolle. Zumeist geht es um sexuelle Stimulation. Aber Shibari ist auch eine Kunstform.
Die Bilder und Fotos, die ich dazu sehe, sind allerdings ziemlich gewöhnungsbedürftig. Auch der Gedanke, in einer Korsage zu meditieren oder Yoga zu machen, hat für mich wenig mit Entspannung zu tun. Auch Schmerz – und Fesselung hat immer mit Schmerz zu tun – ist für mich nicht mit Yoga vereinbar. Aber wie hat mein Vater immer gesagt: »Jedem Tierchen sein Plaisirchen!«

FESSEL-YOGA IST JEDENFALLS WIEDER EINE YOGA-FORM, DIE ICH SICHERLICH NICHT TESTEN WERDE.

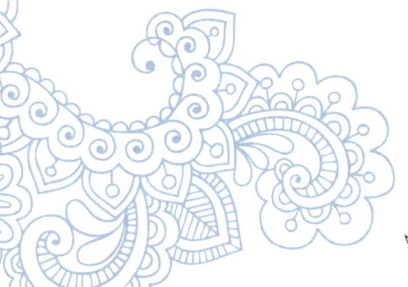

TAG 77
Per aspera ad astra

»Durch das Raue zu den Sternen« – das heißt Per aspera ad astra. Es ist eine lateinische Redewendung, die mein Vater sehr gern verwendet. Eine Redewendung, die ich oft belächelt habe. Je mehr ich über Yoga nachdenke, umso mehr passt sie aber. Der Anfang ist hart. Das Ergebnis erstaunlich.

Auch erstaunlich: Ich schinde mich ganz gern. Obwohl ich eigentlich faul bin. Eine merkwürdige Kombination. Ich bin diszipliniert, schon weil ich weiß, dass tief in mir große Disziplinlosigkeit lauert, die nur darauf wartet, auftrumpfen zu dürfen. Um dieser Zügellosigkeit keinen Raum zu geben, kann ich sehr zäh sein. Vor allem wenn ich weiß, dass es nur um ein Viertelstündchen geht. Rolle ganz schnell die Matte aus …

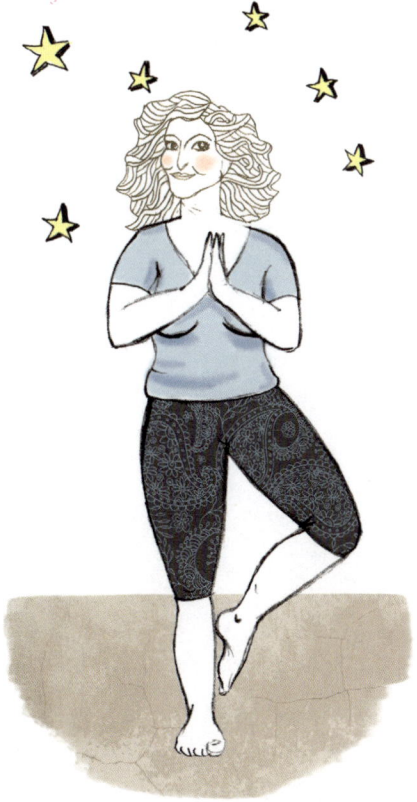

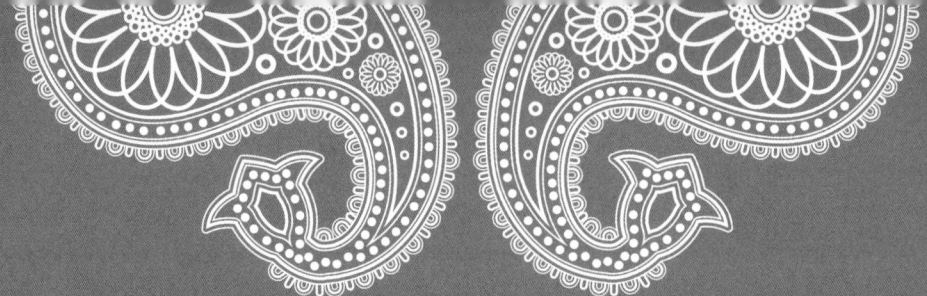

Woche 12

Yoga-Papa
Rausch, Kopfstand und die Angst

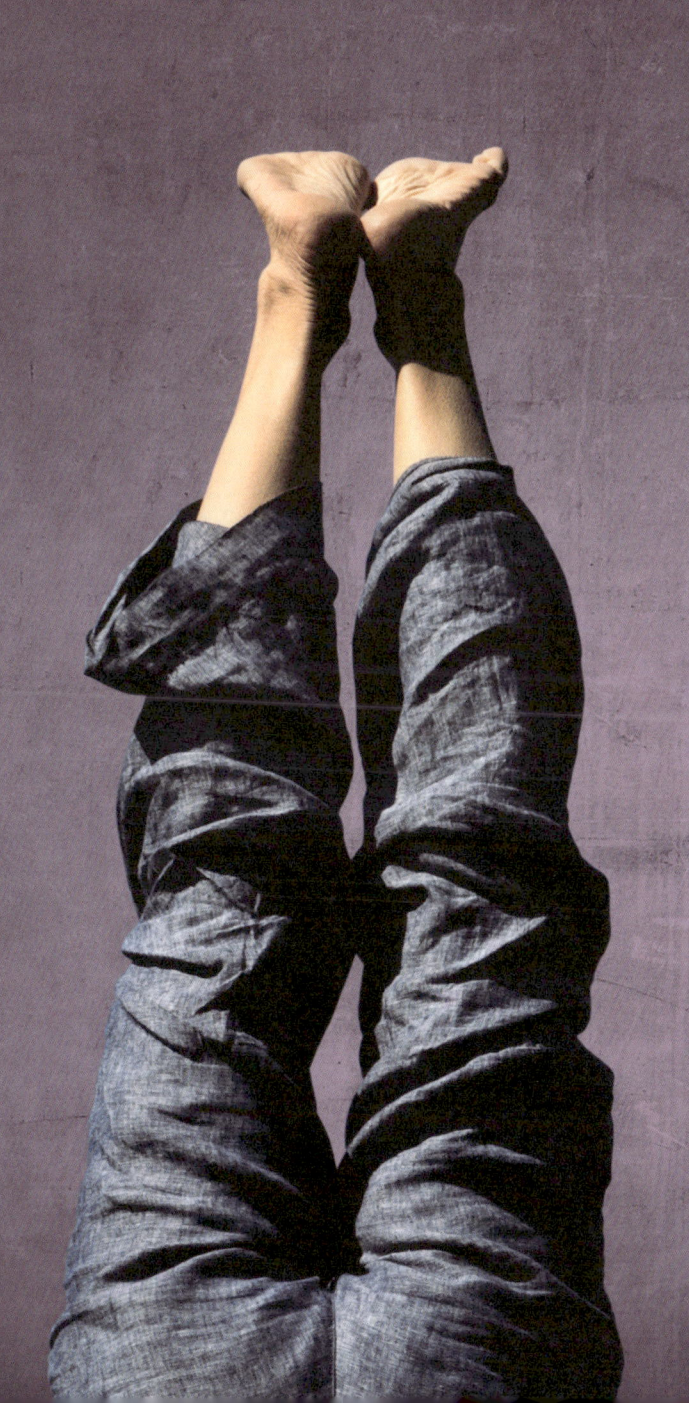

TAG 78
Meine Freundin: Die Wand

Ich habe ganz klassisch und wenig originell weiße Wände bei mir zu Hause. Eine Stelle in meinem Wohnzimmer sieht allerdings nicht mehr ganz so weiß aus. Diese Stelle ist meine Yoga-Assistentin. Hier übe ich all das, wofür mir der Mut fehlt. Die Wand wird mich schon halten. Der Kopfstand ist mein neuestes Objekt der Begierde. Es sieht unglaublich lässig aus, wenn Menschen einfach so mitten im Raum auf dem Kopf stehen. Und es soll ja sooo guttun. An sich sollte Kopfstand für mich kein Problem darstellen, denn ich habe einen ziemlich großen Kopf und schon oft gehört, ich hätte einen Dickschädel.

Lese mir in meinen »Stellungsbüchern« die Kopfstandanleitungen genau durch. Man steht nicht auf der Stirn, auch nicht auf dem Hinterkopf, sondern genau dazwischen. Habe in meiner Gewichtsklasse Angst, dass mein Kopf das aushält. Lerne, dass das Gewicht hauptsächlich auf den Armen liegt. Das ist beruhigend. Ausgangspunkt ist mal wieder der herabschauende Hund. Ohne den geht im Yoga wirklich nicht viel. Mit dem sollte man sich dauerhaft arrangieren. Nur die Arme werden anders positioniert – die Hände werden ineinander und der Kopf wird wie ein teures Gefäß vorsichtig hineingelegt. Dann läuft man im herabschauenden Hund langsam nach vorn, so nah ran, wie es eben geht. Jetzt nur noch die Beine nach oben und fertig ist der Kopfstand. Das hört sich in den Anleitungen pupseinfach an – ist in der Realität aber dann doch schwieriger. Ich kompensiere das Ganz-nah-Ranlaufen mit ein bisschen mehr Schwung und meine Beine bewegen sich tatsächlich nach oben. Zum Glück steht meine Assistentin, die Wand, vor mir. Mit dem Schwung wäre ich ansonsten garantiert direkt übergeschlagen. So stehe ich zittrig an der Wand, versuche ruhig zu atmen und erlebe meinen ersten Kopfstand mit Hilfestellung. Wie Fahrradfahren mit Stützrädern. Schwimmen mit Flügelchen. Kopfstand mit Wand. Ein erster Schritt ist gemacht – jetzt nur noch die Wand weglassen!

TAG 79
Yoga ist genügsam

Um Yoga zu üben, braucht man eine Matte. Mehr nicht: bequeme Kleidung und dazu die Matte. Fertig ist das Equipment. Allein das finde ich ausgesprochen praktisch. Sportarten, die man mit wenig Mitteln überall ausüben kann, sind bestechend. Wenn ich erst irgendwo hinfahren muss oder das Rad aufpumpen oder einen Platz reservieren muss, bin ich schon genervt, und die Wahrscheinlichkeit, dass ich Sport treibe, rückt in weite Ferne. Aufwendige Logistik schreckt mich. Yoga geht immer und vor allem überall. Im Hotelzimmer, am Strand, im Garten – einfach überall, wo genug Platz für eine Matte ist. Und zur Not geht's auch ohne Matte. Einfach so auf dem Rasen, auf Sand …

Yoga ist eben genügsam. Das hat nur einen kleinen Nachteil: Es gibt kaum eine gute Ausrede, um sich vor dem regelmäßigen Training zu drücken … Ich bin normalerweise eine Meisterin darin, Entschuldigungen zu finden, vor allem wenn es darum geht, sich um irgendetwas drum herumzumogeln. Yoga erschwert das. Es gibt keine Ausrede. Eine Viertelstunde am Tag hat man immer Zeit. Also mache ich weiterhin mein tägliches Yoga …

TELEFONIERE MIT URSULA UND LERNE, DASS MAN YOGA NICHT MACHT, SONDERN ÜBT ODER PRAKTIZIERT.
SEI ES DRUM – BIS HEUTE HABE ICH YOGA GEMACHT.
AB MORGEN WIRD PRAKTIZIERT.

TAG 80
Bodenkontakt

Trainiere weiter wie besessen den Kopfstand. Habe mich – allerdings sehr ungern – von der Wand getrennt und dafür mein Wohnzimmer ausgepolstert. Mit den dicken Auflagen meiner Gartenliegen. Wenn ich schon umfalle, dann doch bitte nicht aufs Parkett. Meine Körperpolsterung ist zwar nicht übel, aber so eine dicke Matte erweckt doch mehr Vertrauen. Ich kann mittlerweile zwei nicht ganz lehrbuchgerechte Varianten des Beinahe-Kopfstands: Entweder ich hole viel Schwung und kippe um oder ich hole keinen Schwung und komme nicht hoch. Eigentlich soll man es schaffen, die Beine, eins nach dem anderen, einfach nur hochzustrecken. (Manche können es auch mit beiden Beinen gleichzeitig, und es sieht ausgesprochen elegant aus!) Meine Beine aber wollen ohne Schwung nicht vom Boden weg!

TAG 81
Endlich auf dem Kopf!

Ich könnte laut jubeln! Ich habe erstmals frei auf dem Kopf gestanden. Ich kann einen Kopfstand. Na ja, können ist vielleicht ein wenig euphorisch. Aber: Ich habe mitten im Zimmer gestanden und einige (ehrlich gesagt wenige) Sekunden ohne grobe Schwankungen ausgeharrt. Auf dem Kopf! Endlich: Die Verjüngung kann kommen! Umkehrstellungen gelten im Yoga als verjüngend. Der Körper genießt es, mal andersherum zu sein. Das Blut muss nicht mühsam Richtung Kopf gepumpt werden, sondern kann ganz einfach hinfließen. Krampfadern, Besenreißer und all die kleinen Fieslinge, die auch meine Beine bevölkern, zittern enorm vor Umkehrstellungen. Sie entstauen. Es ist für die Beine eine Art Super-wellnessmoment. Insgesamt wird der gesamte Blutkreislauf entlastet. Kopfstand soll auch bei Ein- und Durchschlafstörungen helfen, speziell wenn er direkt vor dem Schlafengehen praktiziert wird. Wie schreibt die Autorin und Yoga-Päpstin Anna Trökes in meiner persönlichen Yoga-Bibel *Das große Yoga-Buch* so schön: »Der Kopfstand ist der Vater aller Hatha-Yoga-Übungshaltungen.« Hallo, Papa!

TAG 82
Angsthase

Der Kopfstand (Shirshasana) gehört mit dem Lotossitz sicher zu den Übungen, die man immer sofort mit Yoga in Verbindung bringt. Insofern war er von Anfang an eine Übung, auf die ich ein Auge geworfen habe. Aber nur sehr heimlich. Ich hatte Angst vor dem Kopfstand. Angst um meinen Nacken. Angst überzukippen und irgendwie unsanft aufzuschlagen. Auf den Rücken zu knallen. Ungebremst mit meinem Gewicht. Mit dem Alter wird man ein bisschen zum Schisser. Ich jedenfalls. Handstand, Radschlag, Spagat, alles Übungen, die ich früher locker probiert habe. Als Kind habe ich mich all diese Dinge getraut. Manche konnte ich sogar. Kaum mehr vorstellbar. Heute kosten sie mich jede Menge Überwindung. Aber wenn man die Angst dann meistert, ist das Gefühl besonders gut. Geradezu heroisch. Werde ab heute täglich Kopfstand üben …
Verjüngung ist ein so verheißungsvolles Wort …
Mache schnell noch mal einen Kopfstand!

ICH WERDE, WENN ES SO WEITERGEHT UND DAS MIT DER VERJÜNGUNG KLAPPT, BEIM KAUF EINER FLASCHE WEIN WOHL DEMNÄCHST MEINEN AUSWEIS ZÜCKEN MÜSSEN!

TAG 83
Wo ist meine Tochter?

Mein Papa kommt mich besuchen. Als er unser Haus betritt und mich sieht, sagt er zur Begrüßung: »Ich wollte eigentlich zu meiner Tochter, ist die nicht da?« Ich brauche einen Moment, um zu begreifen, dass er nicht etwa langsam dement wird (zum Glück), sondern dass er mir ein Kompliment gemacht hat. Er findet, ich sehe völlig verändert aus.

Mir selbst fällt das gar nicht so auf. Ich sehe mich ja nun mal täglich. Wenn man an Gewicht verliert, ist das für Menschen, die einen nicht andauernd sehen, offensichtlicher. Man selbst merkt natürlich auch, dass man leichter wird, aber es ist ein wenig wie mit den eigenen Kindern. Klar weiß man, dass sie wachsen. Aber da man sie ständig um sich hat, fällt es einem nicht so arg auf. Die Besucher merken es eher: »Ach Gott, sind die groß geworden!«

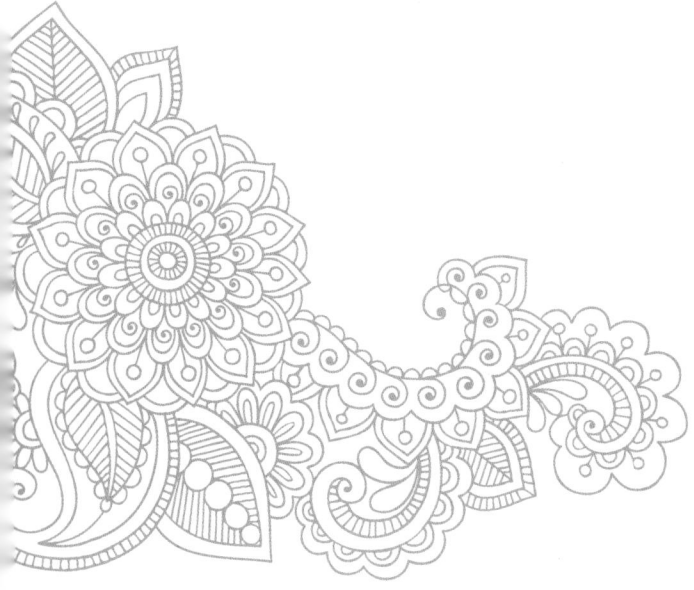

TAG 84
Berauscht

Bin so fasziniert von meinem neuen Können, dem Kopfstand, dass ich mich an eine Übung rantraue, die noch vor einigen Wochen hoffnungslos war. Das Rad, Chakrasana. In der Schule hieß die Übung Brücke, und die meisten von uns haben sie ohne jegliche Probleme absolviert. Auf den Rücken legen, Beine angewinkelt an den Körper ran, Hände neben den Kopf, Arme anspannen und hoch mit dem Körper. Ein kleines Wunder passiert: Mein Körper hebt sich vom Boden. Liegt es daran, dass er nicht mehr ganz so schwer ist oder dass ich mehr Muskeln in den für das Rad entscheidenden Körperteilen habe?

Ich weiß nicht genau, wieso es auf einmal geht, aber es geht. Sicherlich nicht die perfekteste Variante, ich schummle ein wenig, was die Arm- und Beinstellung angeht, aber man könnte unter mir durchkrabbeln.

Wenn man sich sehr beeilt! Lange kann ich die Stellung nicht halten.

TROTZDEM: JUCHHU!

Ein kleines Wunder!

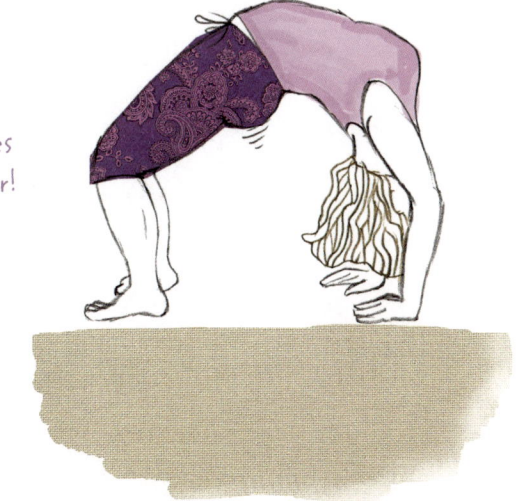

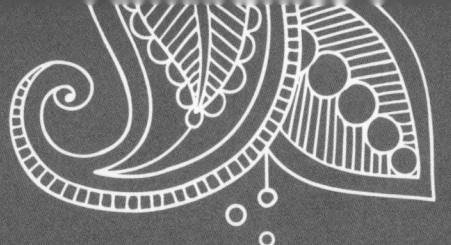

Woche 13

Yoga-Zielgerade
Yoga-Hölle, Extremshopping und Heiligenschein

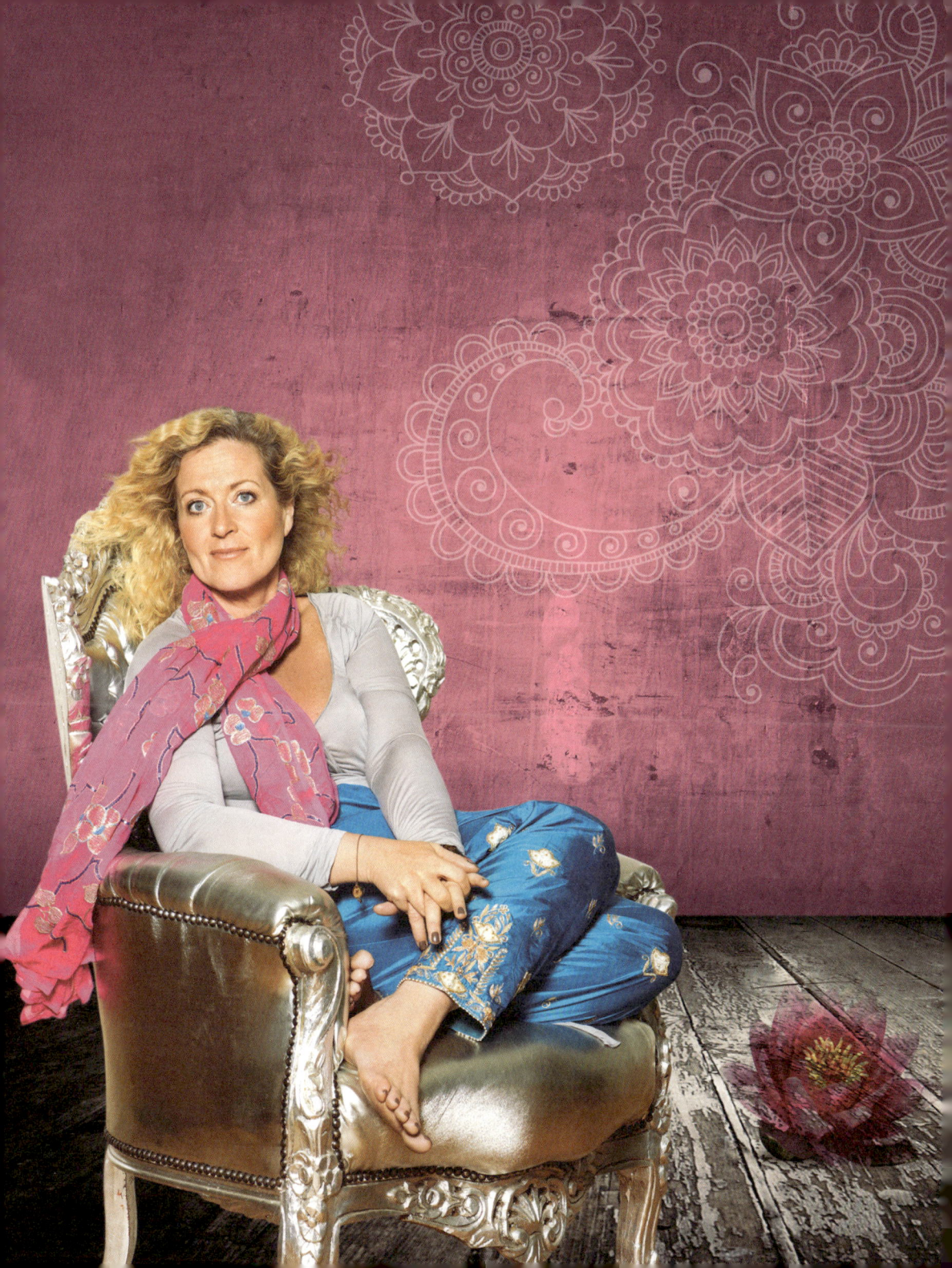

TAG 85
Kein Allheilmittel

Verändert Yoga alles? Ist es eine Art Heiligenschein to go? Bei aller Euphorie, Yoga wird wohl bei niemandem dazu führen, dass der Chef ihn nicht mehr anschnauzt. Aber es könnte gut sein, dass man es total locker nimmt. Nur weil man Yoga macht, wird man nicht automatisch den Mann fürs Leben finden, aber eventuell merkt man, dass es auch ohne ein gutes Leben gibt. Yoga macht dünne Haare nicht dicker, kleine Brüste nicht größer, aber einen prallen Hintern definitiv flacher. Mit anderen Worten: Yoga kann das Wasser nicht teilen, und nur weil man Yoga macht, wird sich nicht alles im Leben zum Guten wenden.

TAG 86
Endlich mal kein Schal

Die Ferien nahen, und ich will mir noch was Schönes kaufen. Wage mich mutig in einen Laden, in dem ich seit Jahren nur Schuhe und Schals kaufen kann. Kaufe, als würde es ab morgen nichts mehr geben. Rauschartig. Ich, die sonst gern ganz in Schwarz geht, stürze mich auf die in diesem Sommer so angesagten Knallfarben. Pink, Grün, Knallblau. Ich probiere Hosen und Oberteile und – oh Wunder – es gibt tatsächlich Sachen, die mir passen. In einem Anfall von Wahn erstehe ich sogar zwei kurze Hosen. Ich kann mich nicht erinnern, wann ich – außer beim Golf – das letzte Mal kurze Hosen getragen habe. Ich habe immer noch keine Gazellenbeine, aber sie sind trainierter und irgendwie besser geformt. Diese langen wunderbaren Modelbeine, staksig wie bei jungen Fohlen, werde ich nie haben. Meine sind per se eher stämmiger. Das Gute: Man steht stabil auf stämmigen Beinen.

Aber, das fällt mir beim Anprobieren auf: Der Kniespeck ist fast weg.

TAG 87
Paella und Yoga

Endlich Osterferien. Ich habe das große Glück, in den Urlaub zu fliegen. Die Freude ist riesig. Im Gepäck, zwischen Bikinis (Ja, ich bin so mutig!) und leichten Kleidern, befinden sich meine Yoga-Matte und meine DVD-Sammlung. Ich will auch im Urlaub weiterüben. Urlaub heißt nicht Urlaub vom Yoga, sondern neuerdings für mich Urlaub mit Yoga.

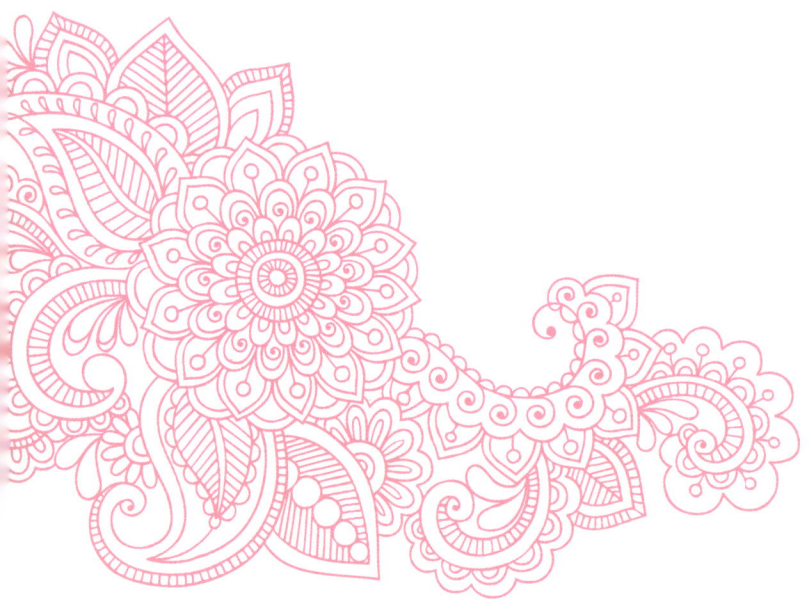

TAG 88
Outdoor-Yoga

Mache erstmals Yoga im Freien. Kein Verkehrslärm, nur Vogelgezwitscher, frische Luft und um mich herum Grün. Idyllisch. Kann in der Ferne sogar das Meer rauschen hören. Versuche auf meinem Laptop meine aktuellen DVD-Programme zu sehen, aber die viele Sonne (juchhu!) macht das kompliziert. Beschließe Freestyle zu probieren. Mein Gedächtnis ist sicherlich nicht das Beste, aber es klappt dafür ganz gut. Die Übungsabfolgen sind in meinem Kopf. Der Sonnengruß ist wie eingebrannt auf meiner Festplatte.

Der Vorteil von eigenen Programmen: Man muss nichts machen, was man nicht leiden kann. Man kann sich also selbst ein ganz klein wenig beschummeln. Was soll's – es schadet ja nicht, nett mit sich zu sein.

AUSSERDEM: ES SIND FERIEN!

TAG 89
Yoga mit Publikum

Für heute habe ich mir eine unglaubliche Kulisse zum Yoga-Üben gesucht. Direkt am Wasser habe ich inmitten einer Felsküste eine kleine Plattform entdeckt, genau groß genug, um meine Yoga-Matte darauf auszurollen. Mit Blick auf eine Hafeneinfahrt, wunderschöne Villen und eben das Meer beginne ich meine Übungen. Zwei Minuten später höre ich hinter mir Getuschel. Ein älteres Paar hat sich genau drei Meter von mir entfernt gemütlich auf einem Fels niedergelassen und guckt mir interessiert zu. Ich bin irritiert, beschließe aber, meine gesamte Yoga-Gelassenheit aufzubieten, und mache einfach weiter. Als ich aus einer Vorbeuge nach oben komme, treibt direkt vor mir im Wasser eine Luftmatratze. Eine gelbe Luftmatratze, auf der ein Mann mit Strickmütze und Tangabadehöschen liegt. Eine denkwürdige Kombination. Freie Pobacken, aber Wollmütze. Das Wasser hat höchstens 17 Grad. Er dümpelt freundlich vor sich hin, paddelt immer so, dass er mich im Auge hat, und verzieht keine Miene. Wir sind eine wunderbare Truppe: Eine mittelalte Frau, die auf einer Badeplattform im wackeligen Krieger steht, zwei ältere Herrschaften, die ihr im Rücken sitzen und belegte Brote essen, und dazu der Halbnackte mit Strickmützchen.
Beim herabschauenden Hund sehe ich das ältere Ehepaar, beim heraufschauenden den nackten Hintern! Sehr speziell.

DIESES ÜBEN WERDE ICH SO BALD NICHT VERGESSEN!

TAG 90
Hola Yoga!

Ich wage mich in eine spanische Yoga-Stunde. Mit der Tschechin Paula. In einem kleinen Fitnessstudio bietet Paula Yoga-Unterricht an. Dreimal die Woche, immer um 16 Uhr. Mit einer Zehnerkarte zahlt man pro Unterrichtseinheit gerade mal 5,50. Paula begrüßt mich unglaublich freundlich, und ich stammle irgendetwas, was ich für eine spanische Begrüßung halte. Ich habe bisher erst einmal in einer Gruppe Yoga gemacht und bin ein bisschen nervös. Was, wenn ich nicht mitkomme? Wenn ich wie der letzte Grobmotoriker wirke? Wenn ich nicht mehr kann? Wenn sie Übungen machen, die ich noch nie gesehen habe? Wenn ich schon rein sprachlich nichts verstehe?

Niemand kennt dich, beruhige ich mich selbst. Wenn du dich blamierst, ist es egal. Außerdem gibt es Wörter wie »blamieren« nicht im Yoga. Jeder wie er kann, das sollte ich inzwischen ja eigentlich kapiert haben. Trotzdem verspüre ich so etwas wie leichte Aufregung, als ich im Turnraum meine Matte ausrolle. In der Gruppe sind außer mir vier Teilnehmer. Alle nicken freundlich und scheinen ansonsten mit sich selbst beschäftigt. Zwei liegen in Shavasana, die anderen sitzen im Schneidersitz und warten auf Paula. Die Gruppe ist gemischt. Zwei Männer und mit mir drei Frauen. Die Frauen sind schmal und typische Yoga-Frauen. Sehr schlank. Und sie sehen auch noch ziemlich durchtrainiert aus. Einer der Männer ist älter, der andere eher kräftig und ungefähr meine Altersklasse. Ich lege mich auf meine Matte und atme. Versuche zu entspannen. Das hier ist kein Wettbewerb, Susanne! Ich ermahne mich im Stillen. Die Stunde beginnt im Schneidersitz, und es wird geatmet, was das Zeug hält. Paula spricht spanisch – aber da sie wenig redet, komme ich mit. Atmen ist etwas Internationales. Wenn das so beschaulich weitergeht, dann wird das eine wenig anstrengende, aber etwas langweilige Stunde, denke ich.

Von wegen! Was aufs ausführliche Atmen und Kopf- und Schulterkreisen folgt, ist so was wie die mallorquinische Yoga-Hölle. Paula fordert alles. Zig Sonnengrüße der anspruchsvollen Art – mit Liegestütze, herauf- und herabschauendem Hund – und dazu jede Menge Kriegerhaltungen. Nach einer Viertelstunde Asanas bin ich schweißgebadet. Es interessiert mich nicht mehr, ob irgendwer im Raum tiefer in Stellungen kommt, die Fersen vielleicht nicht auf den Boden durchdrücken kann … Ich bin nur froh, wenn ich selbst mitkomme.

Das Schöne am Yoga: Die Namen der Asanas sind in jedem Land gleich. Manchmal erteilt Paula Anweisungen in Spanisch, die ich nicht verstehe – aber da sie wunderbar voryogat (Sie kann sich biegen und beugen, dass es eine Wonne ist zuzusehen!), gucke ich einfach hin. Nach 40 Minuten ist meine Matte eine Rutschbahn. Alles nass. Schweißnass. So geschwitzt habe ich schon lange nicht mehr – und ich mache Yoga! Keinen Iron-Man. Ich muss ein Handtuch auf meine Matte legen, sonst könnte ich glatt wegglitschen oder direkt schwimmen. Ich schwitze an den irrsten Stellen, sogar auf meinen Fußrücken. (Muss ich mich nächste Stunde prophylaktisch komplett mit Deo überrollen?) Ich schaue nicht mehr nach rechts und links – es geht nur noch ums Überleben.

Nach eineinhalb Stunden wird endlich entspannt. Nie habe ich mich so nach Entspannung gesehnt. Ich kann mir nicht vorstellen, aus Shavasana überhaupt wieder aufzustehen. Wahrscheinlich werde ich den Rest meiner Ferien hier auf dem Boden liegend verbringen.

Ganz behutsam deckt uns Paula ein bisschen zu, und diese Geste hat etwas sehr Rührendes und Liebevolles.

DANKE, PAULA. ICH WERDE WIEDERKOMMEN, OBWOHL ICH ZWISCHENDRIN NUR GEHOFFT HABE, DASS ES BALD VORBEI IST …

TAG 91
Ziel erreicht!

Als ich heute morgen auf meinen Kalender gucke, springt es mir ins Auge: Die drei Monate sind rum. Zu Beginn meines Yoga-Versuches hatte ich mir das Datum markiert. Ich habe mein Plansoll somit erfüllt. Drei Monate täglich Yoga. Jeden verdammten Tag habe ich meine Matte ausgerollt. Sie sieht schon richtig abgenutzt aus. Besonders die »Hundespuren« sieht man. Ich bin stolz darauf. Stolz, es durchgehalten zu haben, es wirklich getan zu haben. Stolz darauf, dass ich mein Versprechen gehalten habe. Erstaunlicherweise war es gar nicht so schwer. Mein Schweinehund, der sonst sehr laut und aufdringlich und vorherr- schend sein kann, hat sich wirklich zurückgehalten. Nur selten gemuckt. Und sich auch immer wieder schnell eingekriegt. Selbst der wird bemerkt haben, dass Yoga gut für mich ist. All das ist schön. Aber Stolz ist nicht das vorherrschende Gefühl, es überwiegt ein anderes: Glück. Yoga macht mich zufrieden. Glücklich und fröhlich.

YOGA TUT MIR GUT. ICH FÜHLE MICH GUT. VOLLER ENERGIE.

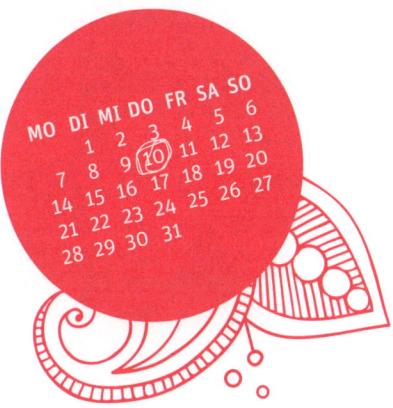

Es geht weiter

Yoga-Liebe
Bizeps, DVD und der Pfau

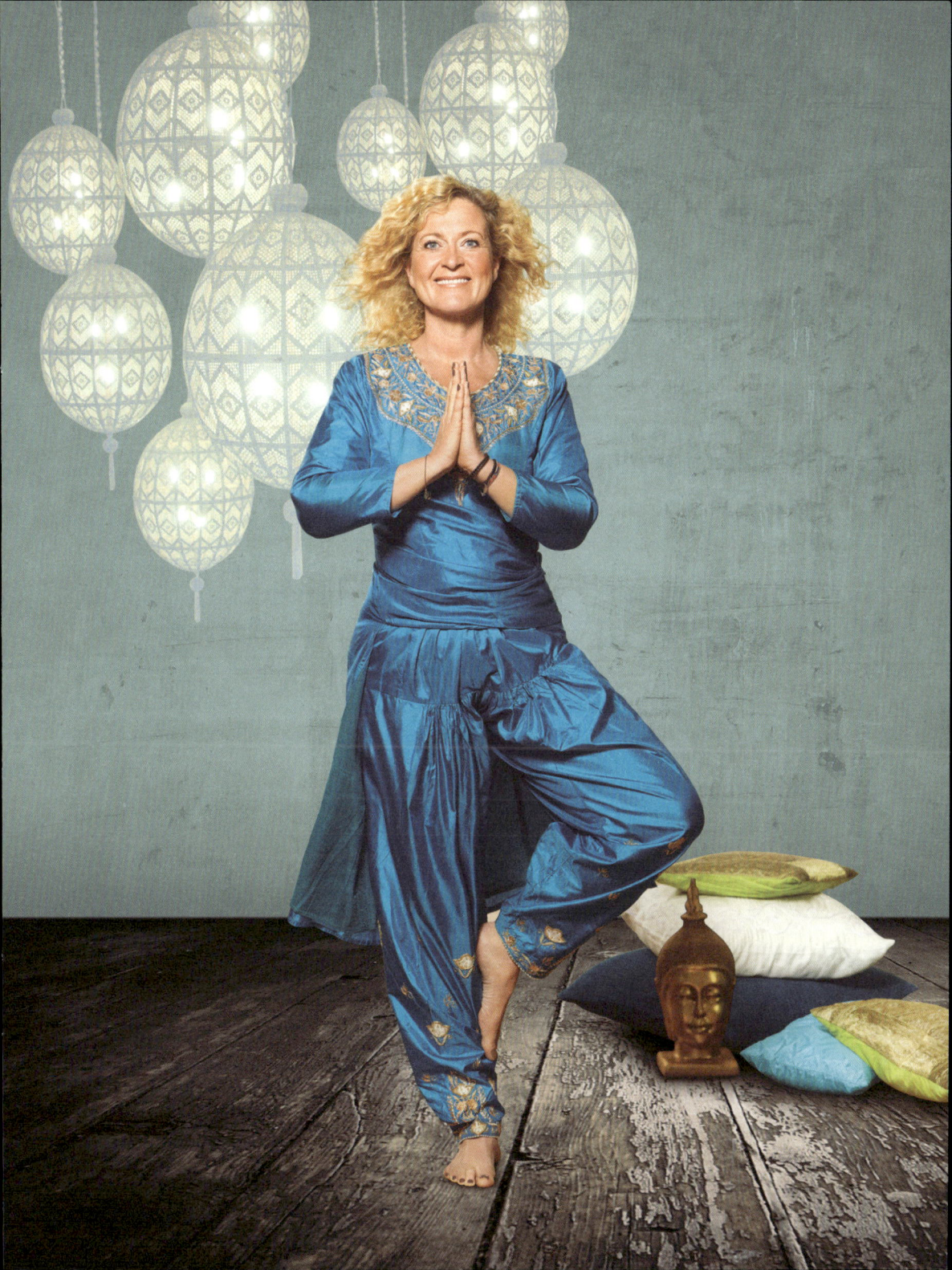

TAG 92
Wahnsinn

Ich komme gar nicht auf die Idee, mit dem Üben aufzuhören. Es geht einfach weiter. Nicht zuletzt deswegen (hurra!): Unser Projekt klappt. Ursula und ich machen eine Yoga-DVD. Wie verrückt: Vor nicht einmal 100 Tagen konnte ich nichts mit Yoga anfangen und jetzt mache ich eine DVD. Ist das nur bekloppt oder auch vermessen? Was bilde ich mir eigentlich ein? Wie will ich, als ziemlicher Yoga-Neuling, Menschen Yoga näherbringen. Äußere meine Bedenken bei Ursula und sie beruhigt mich.

Wir entscheiden, eine DVD genau für Leute wie mich zu machen. Menschen, die denken, Yoga sei nichts für sie. Weil sie zu unbeweglich sind. Zu alt. Zu moppelig. Zu hippelig. Genau diese Leute (So wie ich! Hippelig, moppelig, unbeweglich!) sollten Yoga machen. Denn Yoga bringt auf all diesen Gebieten was. Man wird ruhiger, beweglicher und Yoga knabbert am Moppel-Ich. Sogar sehr gründlich! Ich behaupte mittlerweile außerdem: Yoga kann jeder. Weil Yoga nicht gleich Yoga ist. Jeder kann sein persönliches Level finden. Der eine kommt in der Vorbeuge nicht mit den Händen auf den Boden. Dann eben nicht. Er kommt ans Schienbein – fein. Ein anderer kommt nur bis an die Knie – auch gut. Man muss im Yoga kein Soll erfüllen. Es gibt keine Einstiegsnorm.

Unsere DVD soll alle ermutigen, Yoga auszuprobieren. Ich will verschiedene kurze Programme haben. Niemand soll direkt abgeschreckt werden. Gleich mal 55 Minuten am Stück Yoga zu machen ist jedenfalls für mich eine Wahnsinnsherausforderung gewesen. Sich zu überwinden fällt viel leichter, wenn es nur um eine Viertelstunde geht. Alles bis 30 Minuten geht gerade so. Deshalb wollte ich auf meiner DVD lieber mehrere kleine Einheiten. Auch, damit es so etwas wie Abwechslung gibt. Fange an, mit meiner Lieblingstrainerin Gillian Programme zu konzipieren.

Ziel: Es soll schon anstrengen, aber immer machbar sein. Man soll nicht total aus der Puste kommen, aber doch merken, dass man etwas getan hat. Eine Gratwanderung, denn beim Yoga ist es wie schon erwähnt immer relativ: Was manche unerträglich hart finden, ist für andere ein Spaziergang.

WIR WOLLEN – EIN EHRGEIZIGES PROJEKT –, DASS JEDER DIESE ÜBUNGEN MITMACHEN KANN. EGAL WIE ALT, EGAL WIE MOPPELIG, EGAL WIE UNBEWEGLICH.

TAG 93
Bizeps Woman

Ich habe in der Öffentlichkeit etwas Ärmelloses getragen. Freiwillig und ohne vorherige Drogeneinnahme. Ja, ausgerechnet ich, die Frau mit den Winkearmen. Arme, die unaufgefordert weiterwinken, wenn man selbst längst aufgehört hat. Diese Fledermausarme mit dem welken Winkfleisch.
Meine Arme waren schon immer keine Ärmchen. Diese streichholzdünnen Teilchen, die bei vielen sogenannten Stars aus den Kleidern rauskommen, sich Arme nennen, aber nicht so aussehen, sind Lichtjahre von meinen entfernt. Mein Armumfang entspricht dem Oberschenkelumfang mancher Size Zero Lady. Auch jetzt sind meine Arme sicherlich nicht dünn. Aber: Ich habe Muskeln. Einen kleinen Bizeps. Meine Arme sind nicht schmal, aber ich finde, jedenfalls im richtigen Winkel und Licht betrachtet, sehen sie fast schon athletisch aus. Ich mag kräftige Arme. An mir. Vielleicht weil ich weiß, dass ich niemals zarte dürre Ärmchen haben werde. Meine Arme passen zu mir. Ich bin ein eher zupackender Typ. Da braucht es schon richtige Arme …

TAG 94
Stöhnalarm

Besuche mal wieder einen Yoga-Kurs. Wir sind nur zu fünft, und das Programm ist ganz schön anspruchsvoll. Es fällt mir schwer, mich zu konzentrieren, denn einer der Kursbesucher, ein Mann etwa in meinem Alter mit neckischem Stirnband, gibt die merkwürdigsten Geräusche von sich. Beim Aufwärmen sind es nur kleine Grunzer, bei den ersten fordernden Übungen lautes Stöhnen. Wüsste man nicht, dass er gerade Yoga macht, würde man denken, man wäre bei ihm im Schlafzimmer und es ginge in die entscheidende Phase …
Als sich die Übungen steigern, verändert sich auch sein Stöhnen. Jetzt dominiert etwas Leidendes. Man hat wirklich Angst, er habe unsägliche Schmerzen und nur noch wenige Minuten Restlebenszeit.
Ich versuche, all die Geräusche auszublenden, aber es funktioniert nicht. Muss mich richtig zusammenreißen, um nicht laut loszulachen. Bewundere seine Hemmungslosigkeit. Mir wäre das peinlich.

TAG 95
Der furzende Hund

Heute ist wieder ein ganz normaler Tag. Ich lege eine DVD ein und beginne mit meinen Übungen. Nach einer Viertelstunde merke ich, wie mein Darm anfängt zu rumoren. Yoga regt die Verdauung an. Ich stehe im herabschauenden Hund – und es knattert in meinem Wohnzimmer. Ich habe während der Übung gefurzt. Gut, dass mir das nicht gestern im Kurs passiert ist! War ich das, die sich über die Geräusche von anderen mokiert hat …

TAG 96
Witz des Tages

Gehe früh joggen. Die Luft ist toll, und ich fühle mich absolut beschwingt. Beim Laufen ist für mich kein Tag gleich. Mal habe ich das Gefühl, leichtfüßig zu traben, mal ist jeder Schritt eine Herausforderung. Heute geht es fantastisch. Ich laufe, und meine Füße fliegen geradezu übers Pflaster. Als ich an einer kleinen Gruppe von vier Spaziergängern vorbeikomme, schauen sie mich entsetzt an. »Guck ema, die Bohnenstange!«, sagt der eine, und ich wäre fast gefallen. BOHNENSTANGE! Ich? Läuft hier sonst noch jemand? Kann der tatsächlich mich gemeint haben? Ich sehe wirklich niemanden außer mir und dieser kleinen Gruppe. Das ist ja wirklich ein Kommentar, den ich zuletzt mit zehn Jahren gehört habe. Am liebsten würde ich anhalten, zurücklaufen und mich bedanken. Das Moppel-Ich wird zur Bohnenstange!

Was der Mann mit Sicherheit nicht als Kompliment gemeint hat, ist für mich die lustigste Bemerkung seit Langem.

Natürlich bin ich meilenweit davon entfernt, eine Bohnenstange zu sein, aber wie sagt man so schön: Alles im Leben ist eine Frage der Perspektive. Die Spaziergänger waren allesamt eher rundlich. Moppelig eben. Und im Vergleich habe ich, vielleicht auf den ersten ungenauen Blick, schmal ausgesehen.

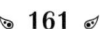

TAG 97
Ungläubig

Werde unglaublich viel auf meine »neue« Figur angesprochen. »Wie hast du so abgenommen?«, fragen mich Leute. Wenn ich von meinen Yoga-Erfahrungen berichte, sind sie ungläubig. »Nur Yoga – das kann doch nicht sein!«, lachen sie. »Du hast doch irgendeine Diät gemacht!« Nein, ich habe keine Diät gemacht. Ich habe schon jede mögliche Diät in meinem Leben gemacht. Noch eine weitere auszuprobieren, dazu habe ich wirklich keine Lust. Außerdem gibt es keine, die ich noch nicht probiert habe. Deshalb: Nein, keine Diät.
Ich habe keine Pläne verfolgt. Ich habe nichts abgewogen. Keine Punkte gezählt. Nicht abends gedarbt. Keine fiesen Eiweißshakes in mich reingeschüttet. Ich habe keine Kohlenhydrate verbannt und verteufelt. Im Gegenteil: Ich habe in letzter Zeit viel Brot gegessen. Sehr viel Brot. Ich mag Brot. Ich könnte ganze Abhandlungen über meine große Liebe zu Brot schreiben. Brot ist für mich ein elementares Lebensmittel. Ohne Brot bekomme ich schnell schlechte Laune. Ich habe meinen Körper bestimmen lassen, was in seinen Bauch kommt. Das klingt ein bisschen verquer, ich weiß. Ich hätte eine solche Äußerung vor wenigen Monaten auch selbst zumindest komisch gefunden. Dass Yoga die Einstellung zum Essen, zum eigenen Körper so verändern kann, ist mir auch heute noch ein kleines Rätsel. Ich bin einfach weniger verführbar geworden. Esse viel bewusster. Wie das kommt? Wie kann man auf einmal sein Essverhalten so sehr verändern? Meine These: Yoga hat mich ruhiger gemacht. Entspannt. Mein Körperbewusstsein geschärft. Eins muss deutlich gesagt werden: Ich habe die gesamte Zeit ordentlich gegessen. Ich bin keine Frau, die sich mit klitzekleinen Häppchen zufriedenstellen lässt. Ich mag Essen und habe Spaß am Essen. Schon immer. Und das wird mit Sicherheit auch immer so bleiben. Gutes Essen hat für mich mit Lebensqualität zu tun. Ich genieße Essen.

Trotzdem haben die Menschen natürlich recht. Nur vom Yoga allein wird man nicht schlanker. Wer abnehmen will – das ist kein Geheimnis – muss mehr verbrauchen, als er zu sich nimmt. Mein Yoga- und Ausdauertraining hat den Kalorienverbrauch natürlich erhöht. Wenn der Stoffwechsel in Fahrt kommt, ist das für das Gewicht gut. Mein Körper hat – vor allem durch Yoga – Muskulatur gebildet. Neue Muskulatur. Muskulatur ist, was das Abnehmen angeht, sehr nützlich. Muskeln verbrennen Fett. Auch noch nach dem Training. Der Körper verbraucht mehr, wenn er mehr Muskeln hat.

Die Kombination aus all dem hat mich schlanker werden lassen. Also kein Trick, kein Wässerchen, keine Fett-weg-Pillen, kein Low Carb – einfach nur Bewegung und einigermaßen gesundes Essen. Insgesamt, das gebe ich gern zu, keine neue Erkenntnis. Was es jetzt alles anders macht, ist Yoga. Yoga hatte ich bisher, vor allem in Bezug aufs Abnehmen, nicht auf meinem Zettel. Wieso auch? Ich dachte, die paar Kalorien, die Yoga verbrennt, können nicht viel bewirken. Aber, und das hätte ich nie gedacht: Yoga verändert Parameter, die wichtig sind fürs Abnehmen.

EIN WEITERER ENTSCHEIDENDER PUNKT: ICH HABE YOGA NICHT ANGEFANGEN, UM ABZUNEHMEN. ALSO WAR AUCH KEIN ABNEHMDRUCK DA. WO KEIN DRUCK IST, KANN MAN AUCH NICHT SO SCHNELL FRUSTRIERT WERDEN.

TAG 98
Der majestätische Pfau

Noch immer gibt es viele Übungen, die ich nicht kann. Der Skorpion lässt mich geradezu verzweifeln. Wie nur soll ich das schaffen? Ich habe durchaus das Gefühl, schon einiges an Kraft in den Armen aufgebaut zu haben, aber für den Skorpion langt es nicht. Telefoniere mit Ursula, und sie versucht, mir via Telefon den Skorpion zu erklären. Das klingt etwa so: Mit dem Po zur Wand, du hockst, da wo deine Knie sind, legst du deine Hände hin. Dann drehst du dich um, lässt die Hände aber da, und da wo deine Hände waren, platzierst du die Ellenbogen – streckst die Arme aus und dann gehst du in den Delfin und läufst ran, und dann streckst du ein Bein nach oben und dann das andere …

Nach dem Telefonat bin ich sofort in mein Wohnzimmer, an »meine« Wand und habe es ausprobiert. Es war kein Erfolg. Meine Beine sollen nach oben, wollen aber nicht. Das ist ein bisschen frustrierend. In Ursulas Erklärung hat es sich irgendwie leichter angehört. Ich werde es weiter probieren. Irgendwann wird es schon gehen. Wann irgendwann ist – keine Ahnung. Aber, das ist das Neue, es betrübt mich nicht mehr. Wenn es irgendwann geht, ist das toll, wenn nicht, lebe ich auch ohne den verdammten Skorpion weiter.

Mein allerneustes Objekt der Begierde in meiner Zooliste ist der Pfau. Eine unglaubliche Übung. Der gesamte Körper balanciert auf den Händen. Dagegen ist die Krähe pillepalle. Kindergartenkram.

SEHE IM INTERNET EINE 83-JÄHRIGE IN DER PFAUPOSITION. IST DAS EINE FOTOMONTAGE? ICH BIN VOLLER BEWUNDERUNG UND RESPEKT!

TAG 99
DVD-Produktion

Endlich ist es so weit. Die Vorbereitungen sind erledigt, und wir starten mit der DVD-Produktion. Für mich eine sehr spannende Mission. Natürlich habe ich im Laufe meiner Jahre als Journalistin und Moderatorin schon kleine Filme oder sogenannte Einspieler gedreht, aber noch nie in meinem Leben habe ich eine DVD mitproduziert. Zum Glück sind Ursula und die Produzentin Christiane mit dabei. Sie kümmern sich um die gesamte Logistik. Kamera, Regie, Catering (für mich immer ein wichtiger Punkt), Kleidung, Matten … Die Liste der Dinge, an die man bei solchen großen Drehs denken muss, ist unendlich. Gedreht wird zwei Tage lang in Köln. In einem wunderschönen Loft. Hell, riesig, weitläufig und freundlich. So zu wohnen muss ein Traum sein!

Wir haben im Vorfeld den Text, also die Anweisungen für die einzelnen Übungen, aufgezeichnet und daraus eine CD gemacht, weil wir während der Übungsabfolge nicht sprechen wollen. Der Ton wird nachher unter den Film gelegt. Leider haben wir nicht genug nachgedacht und einen eklatanten Fehler gemacht. Alles sollte spiegelverkehrt sein, deshalb müssen wir das linke Bein vorstrecken, wenn die DVD-Gucker das rechte Bein benutzen sollen. »So macht man das auf professionellen DVDs«, erklärt uns die Produzentin. »Damit die Leute beim Zuschauen nicht irritiert sind.« Das bedeutet für uns, dass wir alles neu aufnehmen müssen. Da der Dreh morgen in aller Frühe beginnen soll, heißt es für uns Nachtschicht. Alles, was schiefgehen kann, geht schief. Wir sind gereizt, versuchen aber – ganz brave Yogis – die Beherrschung zu behalten.

TAG 100
Vorturnerin

Heute klingelte der Wecker um fünf Uhr. Ganz meine Zeit. Wir drehen draußen.
Die Kulisse ist atemberaubend. Eine knappe Stunde von Köln entfernt fühlt man
sich wie mitten in Kanada. Herrliche Wiesen, ein irres Grün und im Hintergrund
ein riesiger See. Im herabschauenden Hund sehe ich jedes Mal den See, und
das Training macht gleich noch mal mehr Spaß.
Auch heute ist es anstrengend, ab und an hocken sich kleine Insekten auf uns,
aber ich genieße das Draußensein. Wir haben Glück mit dem Wetter und
kommen gut voran. Am späten Nachmittag ist alles geschafft.

EINE FANTASTISCHE ERFAHRUNG! EIN TOLLES GEFÜHL!

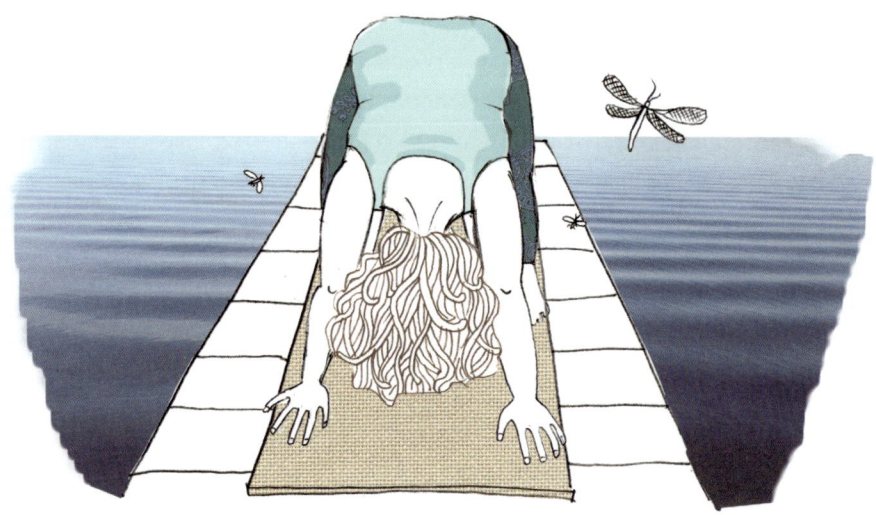

MAI, JUNI, JULI
Abhängig

Ich bin voll drauf. Auf dem Yoga-Trip. Obwohl ich mein Versprechen gehalten habe und längst mit gutem Gewissen aufhören könnte, tue ich es nicht. Ich mache weiter Yoga. Weiterhin täglich. Ist es bloße Gewohnheit? Oder doch schon Liebe? Wahrscheinlich beides.

Und vor allem eins: Der Aufwand steht im Verhältnis zum Nutzen. Der Nutzen ist sogar erheblich größer. Das gefällt mir besonders gut am Yoga. Ich liebe es zu fühlen, was Yoga mit mir macht. Da ist er wieder, dieser Satz vom Anfang: YOGA MACHT WAS MIT DIR.

Ursula hat recht behalten. Yoga macht was mit mir. Nein, ich bin kein neuer Mensch, das wäre definitiv übertrieben. Aber: Es macht mich – so jedenfalls die Äußerung meines mittlerweile 13-jährigen Sohnes – fröhlicher. Entspannter. Beweglicher. Ich habe an Haltung gewonnen, innerlich und äußerlich. Ich bin wesentlich friedfertiger, kann mich aber über die richtig fiesen Dinge schon noch herrlich aufregen. (Ich möchte auch nicht quasi sediert durchs Leben laufen!) Meine Einstellung zum Essen hat sich verändert.

Und was mein Aussehen angeht, bin ich geradezu überwältigt von den Veränderungen. Yoga frisst Speck. Yoga formt. Yoga bringt Körperteile zum Vorschein, weckt Muskeln wieder zum Leben. Ich habe einige Zentimeter verloren. Einige Kilos. Viele Kilos. Um die 20. So genau kann ich es gar nicht sagen, denn ich wiege mich einfach zu unregelmäßig. Ich schaue mich an und vermesse mich. Ab und an. Ich habe es hauptsächlich an meiner Kleidung bemerkt. Alte Sachen (sehr alte Sachen) passen wieder. Nicht alle sind noch top-modisch. Kleidung, die noch im Januar gerade so zuging, hängt an mir wie ein riesiger Sack. Meine Lieblingslederjacke – dunkelgrün und wunderschön, ich habe sie in jeder Fernsehsendung getragen, mein Universalkleidungsstück sozusagen, die perfekte Jacke für alle Fälle – sie schlottert. Ist viel zu weit. Das ist geradezu verrückt. Ich bin jedoch keineswegs dünn. Ich werde wohl nie in meinem Leben dünn sein. Die Dünnen und ich spielen in unterschiedlichen Ligen. Size Zero und ich sind so wahrscheinlich wie eine Koalition zwischen Der Linken und der CDU. Aber wozu auch? Schon in meinem Buch *Und ewig grüßt das Moppel-Ich* habe ich den Beschluss verkündet, aufzuhören mit dem Dauer-Diäten. Ich wollte eine normale Einstellung zum Essen bekommen. Und zu meiner Figur. Mich so nehmen, wie ich bin. Yoga hat mir dabei sehr geholfen. Man lernt seinen Körper neu kennen. Seine natürlichen Grenzen. Seine Launen. Jeder Tag ist anders. Mal komme ich mühelos in den Kopfstand, mal schwanke ich unsicher herum. Mal will der Körper mehr Nahrung, mal kann er sich bescheiden. All das grämt mich nicht mehr. So ist er eben, mein Körper. Ich habe gelernt, ihn mehr zu schätzen. Und auch mehr auf ihn zu hören. Er weiß genau, was er braucht.

Und noch etwas anderes hat mich Yoga gelehrt: zufrieden zu sein. Mit mir und meinem Leben. Und das wünsche ich Ihnen auch, von ganzem Herzen. Ob mit oder ohne Yoga.

NAMASTE.

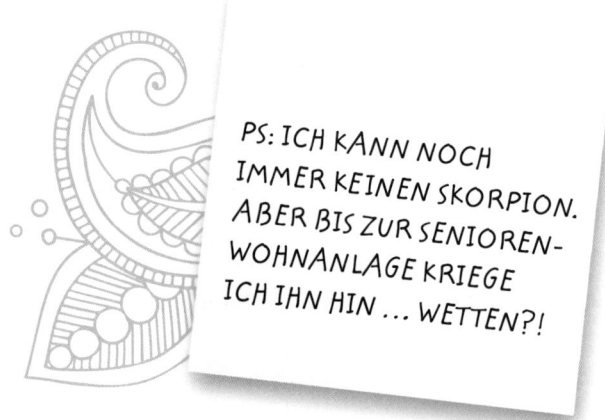

PS: ICH KANN NOCH IMMER KEINEN SKORPION. ABER BIS ZUR SENIOREN-WOHNANLAGE KRIEGE ICH IHN HIN ... WETTEN?!

ANFANGS DACHTE ICH, YOGIS MACHEN
STÄNDIG OM, TRINKEN LITERWEISE
GRÜNEN TEE UND SOJAMILCH
UND HABEN MINDESTENS EINE
BUDDHASTATUE ...

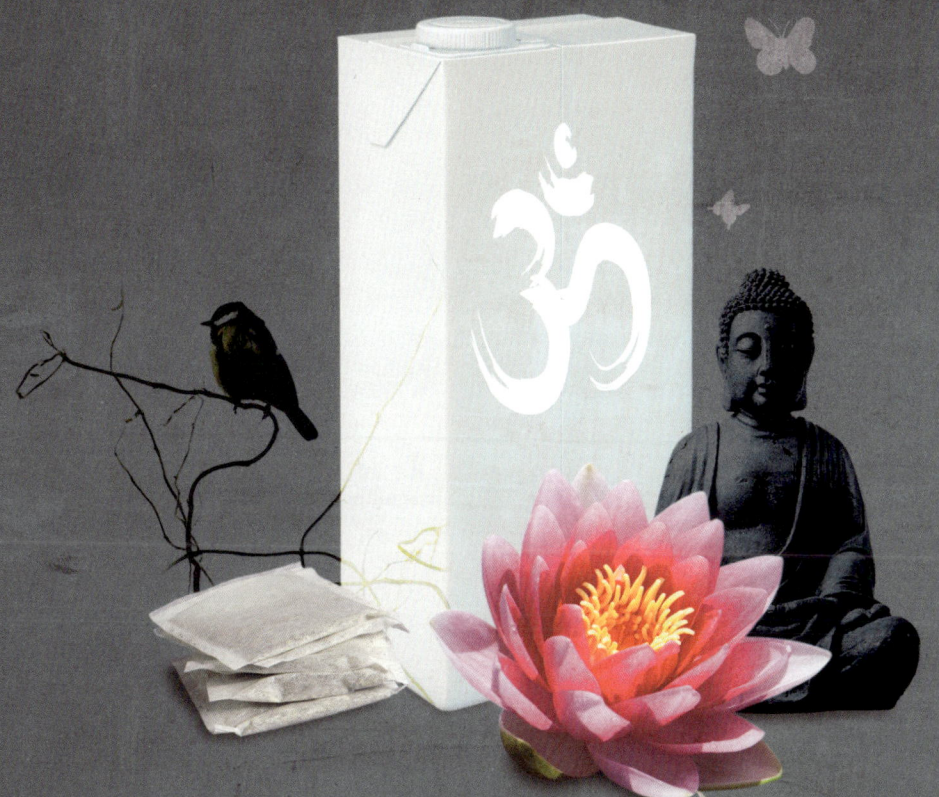

DER UMWELT ZULIEBE!

UND HEUTE? ICH LIEBE ES, ZU FÜHLEN,
WAS YOGA MIT MIR MACHT. ICH BIN
GERADEZU ÜBERWÄLTIGT VON
DEN VERÄNDERUNGEN!

DANKE

Ein dickes fettes Dankeschön an meine geduldige, liebevolle und lustige
Trainerin Gill.
Danke an Ursula, die Frau, die mich überhaupt zum Yoga gebracht hat.
Danke an meine Kinder Charlotte und Robert, die sich tagelang,
wochenlang, monatelang Yoga-Berichte über meine Fortschritte
anhören und anschauen mussten ... und immer noch müssen.
Danke an Marthe Kölln, Anja Moritz, Diane Zilliges und Corinna Feicht
vom Verlag, die das Buch so schön gemacht haben.
Und natürlich: DANKE an Conny – ohne dich wäre ich, wie immer,
echt aufgeschmissen!

BILDNACHWEIS

Axel Schulten: S. 11, 37. 89, 119 (rechts unten)
Fotoalia: S. 6, 11, 25. 37, 51, 77, 89, 109, 119 (links oben + links unten),
131, 139, 147 (Seerose), 157, 169 (Fotomontage)
Getty Images: S. 99
GU: Cover, U4, S. 6, 51, 63, 119 (rechts oben), 131, 147, 157 (Gaby Gerster)
Shutterstock: Muster

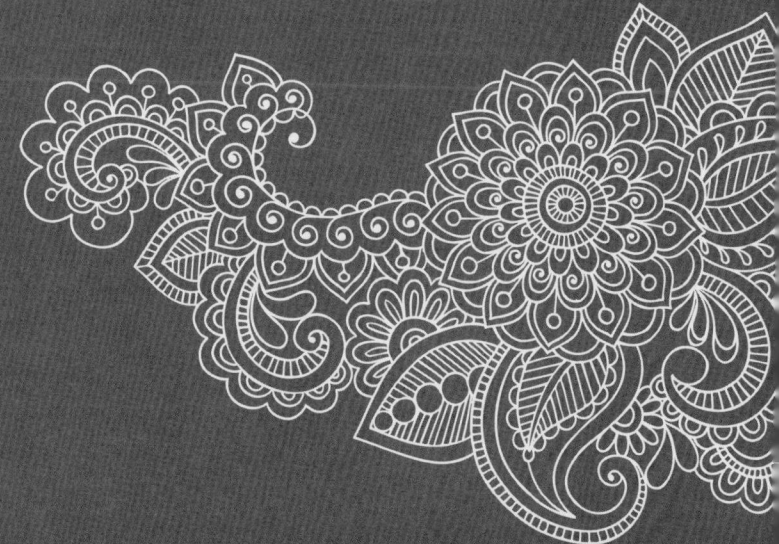

REGISTER

REGISTER

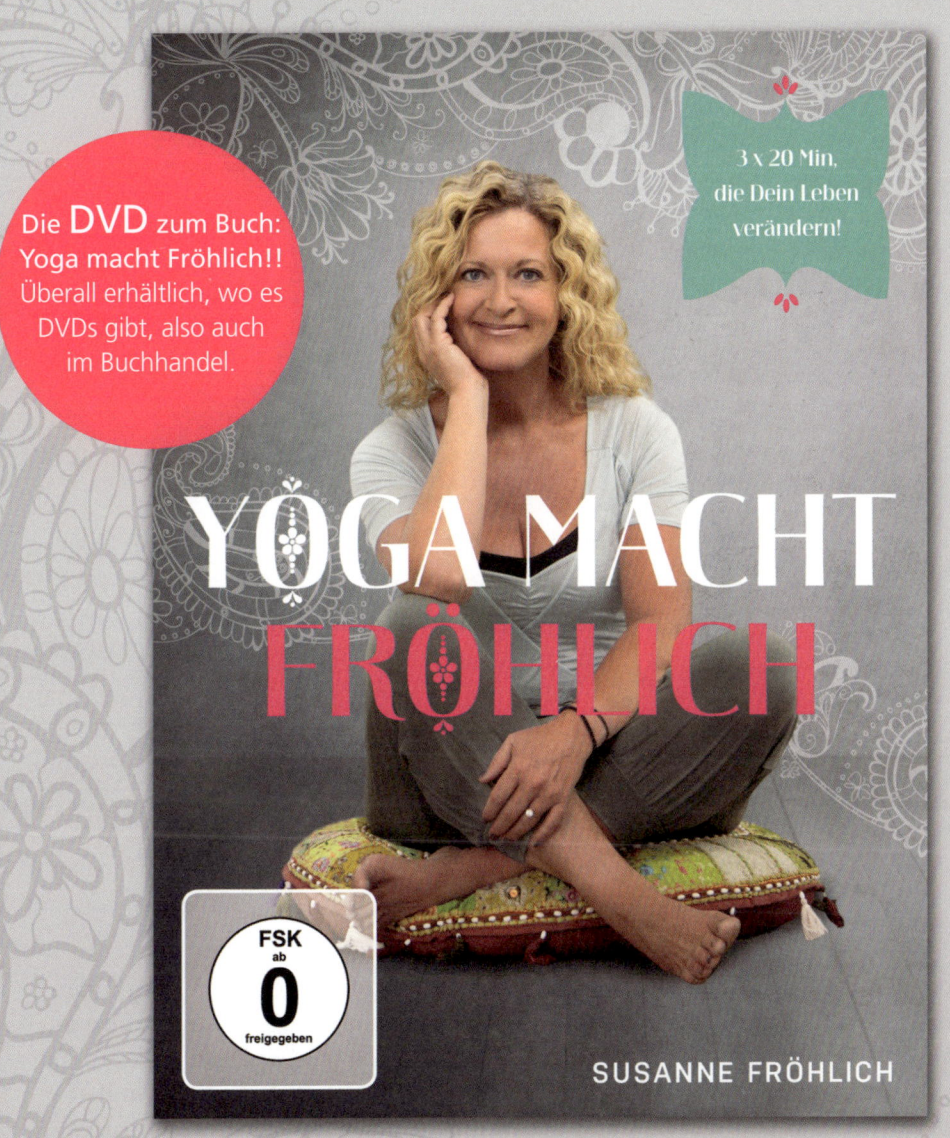

Die DVD zum Buch: Yoga macht Fröhlich!! Überall erhältlich, wo es DVDs gibt, also auch im Buchhandel.

3 x 20 Min, die Dein Leben verändern!

YOGA MACHT FRÖHLICH

FSK
ab
0
freigegeben

SUSANNE FRÖHLICH

Susanne Fröhlich zeigt auf ihrer ersten Yoga-DVD gemeinsam mit ihrer Lehrerin Gillian Wagner drei verschiedene Programme. Yoga – so Susanne – macht nicht nur innerlich und äußerlich eine bessere Haltung, Yoga vertreibt außerdem Stress und überschüssige Kilos.

Yoga macht eben fröhlich: Rollen Sie mit Susanne die Matte aus … wenig Aufwand – große Wirkung!

Unsere Leseempfehlung

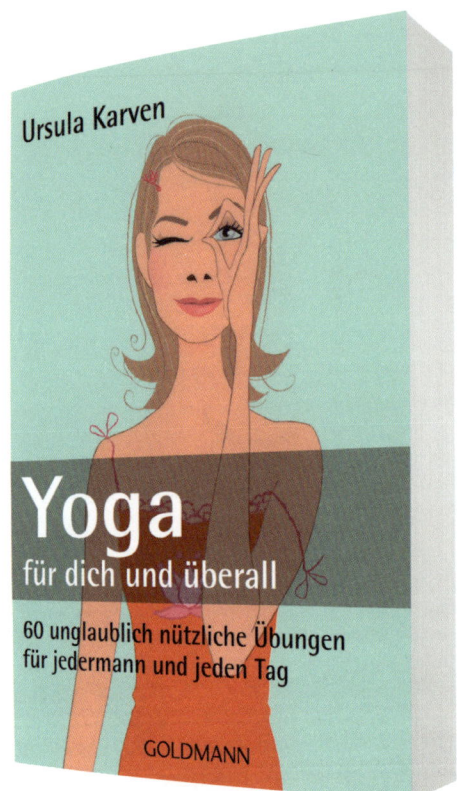

128 Seiten